CB133924

Jornada Saudável

Antonio Muniz Joana Carrasco
Marina Azarite Alessandra Martins
José Marco Guilherme Vilas Bôas
Décio Ribeiro Jr

Jornada Saudável

Entenda com fatos e dados as ameaças do sedentarismo e os benefícios da atividade física para conquistar uma vida ativa e plena

✓ Conteúdo criado por 26 pessoas com especialidades complementares e vidas inspiradoras

✓ Otimize sua jornada com dicas práticas de profissionais especializados

BRASPORT

Rio de Janeiro
2020

Editor: Sergio Martins de Oliveira
Gerente de Produção Editorial: Marina dos Anjos Martins de Oliveira
Editoração Eletrônica: Abreu's System
Capa: Rodolfo Colares
Arte final: Trama Criações

J82 Jornada saudável: entenda com fatos e dados as ameaças do sedentarismo e os benefícios da atividade física para conquistar uma vida ativa e plena / Antonio Muniz ... [et al.].– Rio de Janeiro: Brasport, 2020.
194 p. ; il ; 17 x 24 cm.

Inclui bibliografia.
ISBN 978-65-990621-2-4

1. Sedentarismo. 2. Bem estar. 3. Qualidade de vida. 4. Exercícios físicos. I. Muniz, Antonio. II. Carrasco, Joana. III. Azarite, Marina. IV. Martins, Alessandra. V. Título.

CDU 796.012.6

Catalogação na fonte: Bruna Heller (CRB10/2348)

Índice para catálogo sistemático:
Exercícios físicos / Movimentos para prática de esportes / Alongamento 796.012.6

BRASPORT Livros e Multimídia Ltda.
Rua Teodoro da Silva, 536 A – Vila Isabel
20560-005 Rio de Janeiro-RJ
Tels. Fax: (21)2568.1415/3497.2162
e-mails: marketing@brasport.com.br
vendas@brasport.com.br
editorial@brasport.com.br
www.brasport.com.br

Sobre a Jornada Colaborativa

Somos uma comunidade apaixonada por pessoas e tecnologia que compartilha experiências através de livros colaborativos e palestras. Doamos para instituições carentes os royalties de venda dos livros e a receita do Summit Jornada Colaborativa.

Tudo começou com um sonho de compartilhar conhecimento através do livro "Jornada DevOps", que foi escrito por 33 coautores da comunidade e alcançou quase três mil leitores nos primeiros quatro meses após o lançamento em 2019.

A união do time com outras comunidades em várias cidades mobilizou a disseminação de experiências com palestras que arrecadam fundos para instituições carentes e a escrita de novos livros.

Nossa doação chegou a R$ 25 mil para quatro instituições nos cinco eventos em 2019, com a colaboração de 29 empresas apoiadoras da nossa comunidade e alcançamos 1.277 pessoas com perfis variados: PO, gerentes de produto, *Agile Coach*, *Scrum Master*, analistas de negócio, empreendedores, gerentes de projetos, executivos, desenvolvedores, QA, *sysadmin*, arquitetos, UX, CX, equipes de RH, recrutadores, analistas de marketing, etc.

Livros escritos pela Jornada Colaborativa em 2019:

1. "Jornada DevOps", com 33 coautores e 4 organizadores.
2. "Jornada Ágil e Digital", com 56 coautores e 2 organizadores.
3. "Jornada Ágil de Qualidade" com 24 coautores e 4 organizadores.

Conheça nossa comunidade e entre no time para os próximos livros:
<www.jornadacolaborativa.com.br>
https://www.linkedin.com/company/jornadacolaborativa/
<comunidadejornadacolaborativa@gmail.com>

Apresentação da Jornada Saudável

Antonio Muniz

Você conhece pessoas que gostam de contagiar todos ao seu redor quando algo transformador acontece em suas vidas?

Esse era meu sentimento em 2018 quando iniciei minha jornada saudável, após uma vida inteira sedentária e constante cansaço que não era eliminado mesmo dormindo todo o final de semana. Após mudar essa perigosa trajetória de vida, eu adorava explicar os benefícios conquistados para amigos, alunos e familiares.

Minha empolgação em ajudar mais pessoas foi tão avassaladora que resolvi disponibilizar vídeos gratuitos em uma plataforma digital apresentando mais detalhes da minha trajetória e compartilhando também o estudo detalhado que fiz sobre os perigos da vida sedentária e os benefícios da atividade física. Conforme figura a seguir, 1.197 pessoas se inscreveram na videoaula e recebi comentários inspiradores de vidas que foram transformadas com o conteúdo disponibilizado. Para minha grande surpresa, mesmo sem ter experiência na área de saúde, a minha avaliação geral chegou a 4.8 e poucos alcançam uma performance tão alta nessa plataforma, cuja maior nota é 5.

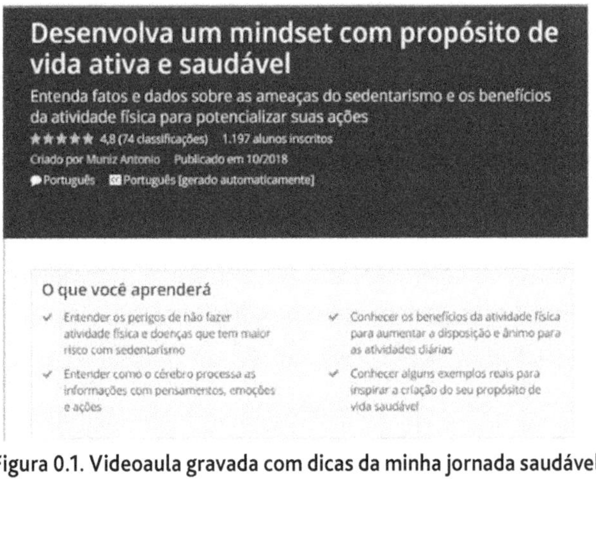

Figura 0.1. Videoaula gravada com dicas da minha jornada saudável

Usando parte do conteúdo que pesquisei para a videoaula, meu novo sonho era escrever um livro sobre a vida saudável para ajudar mais pessoas e pensei em aproveitar minha experiência com a organização e a escrita de três livros colaborativos em 2019 que lancei pela editora Brasport. Porém, resolvi adiar esse sonho porque estava faltando tempo para iniciar o recrutamento de profissionais da área de saúde e desativei também a videoaula da plataforma digital, pois tinha que responder alguns comentários ácidos de alunos "especialistas" que não devem ter entendido o propósito da videoaula gratuita. Com essa decisão, priorizei os livros cujos assuntos eu tinha maior domínio, mobilizando um time de 50 organizadores e mais de 300 coautores para 10 novas publicações previstas em 2020.

Um marco importante para retomar o sonho deste livro foi uma conversa despretensiosa no dia 13 de novembro de 2019 em São Paulo com a Mônica Cachoni, no evento de pré-lançamento do nosso livro "Jornada Ágil de Qualidade", quando ela comentou que pensava em escrever um livro sobre corridas. Na mesma hora lembrei das minhas videoaulas e veio um *insight* na minha cabeça ao sugerir o nome "Jornada Saudável", com um conteúdo mais completo sobre vida saudável, além das corridas. Falei sobre a importância de ter um time de coautores com especialidades complementares para facilitar a vida dos nossos leitores e a Mônica citou vários profissionais de ponta que poderia convidar, incluindo médico, nutricionista, fisioterapeuta, preparador físico, *personal trainer*, psicóloga, etc. Muitos profissionais super qualificados aceitaram o convite para entrar no time de coautores, e sugeri a estrutura da videoaula para organizar os primeiros capítulos.

Na estrutura de escrita que estabeleci na Jornada Colaborativa, o papel do time organizador é fundamental para apoiar os coautores, assim como realizar a curadoria e revisão dos capítulos, visando garantir alta qualidade para nossos leitores. Agradeço a todos que assumiram esse importante papel na Jornada Saudável: Alessandra, Décio, Joana, José Marco, Guilherme e Marina. Acredito fortemente que os leitores curtem a oportunidade de conhecer coautores com experiências complementares em cada capítulo.

Você prefere iniciar sua jornada saudável pelo amor ou pela dor?

Já imaginou passar dois dias na emergência de um hospital superlotado com a sensação de o cérebro estar funcionando com apenas 10% da sua capacidade? Após passar por essa perigosa experiência em 2018 e ser liberado com a recomendação de procurar um médico para uma avaliação mais detalhada, fiz vários exames e foi diagnosticada uma significativa quantidade de gordura no meu fígado, além de elevada taxa de colesterol, glicose e indício de estresse.

A recomendação do médico foi iniciar atividade física, pois não bastava manter minha rotina de alimentação saudável. Mas fiquei incomodado porque não recebi uma explicação convincente para sair da inércia.

Conhecer os porquês colabora para a criação do propósito saudável

Antes de pensar em qual tipo de atividade física seria mais adequado para mim, fiz muitas pesquisas na internet sobre as causas e os perigos do sedentarismo. Encontrei muito conteúdo sério e comecei a entender melhor que fazia todo o sentido ter uma vida mais ativa.

Em alguns dos estudos, ficava clara a relação de morte com sedentarismo. Veio na memória a lembrança do meu pai, que faleceu muito novo de infarto e não teve a oportunidade de conhecer nenhum dos seus 10 netos. Fiquei assustado ao perceber que poderia ter o mesmo destino, mas o resultado seria ainda pior, pois deixaria órfãos meus dois amados filhos pequenos (nessa época, a Luísa estava com 3 anos e o Lucas com 7).

Nossas rotinas atuais incentivam o sedentarismo e não percebemos

Uma das causas do sedentarismo está relacionada com a evolução da sociedade e com facilidades que reduzem nosso esforço físico. Deixamos de perceber que pequenos hábitos fazem toda a diferença, conforme tabela a seguir.

ANTES: maior esforço físico	AGORA: menor esforço físico
Comprar alimentos e preparar refeição	Fast-food e aplicativos
Ônibus, metrô, caminhadas	Uber na palma da mão
Diversão com pipa, bola, bicicleta	Celular, *tablet* e *notebook*
Trabalho manual na empresa	Trabalho intelectual, *home office*
Ligar aparelhos e trocar canal de TV	Casa inteligente, comando de voz
Sair de casa para alugar filmes	Netflix, Globo Play, YouTube
Visita ao banco e filas no atendimento	Aplicativos em tempo real
Vários encontros para gerar intimidade	Tinder, namoro virtual
Amizades presenciais e conversas	WhatsApp, visitantes pedem *wi-fi*

Estamos gastando cada vez menos energia em nossas atividades.

Um pequeno passo consistente vale muito para iniciar sua jornada

Como eu estava trabalhando e fazendo palestras sobre a filosofia *Lean* e métodos ágeis, que incentivam a adaptação às mudanças e a melhoria contínua, refleti que poderia ser uma ótima opção realizar alguns experimentos que estavam ao meu alcance, em vez de seguir o "plano perfeito" com a matrícula em academia. Seguindo esse raciocínio, decidi experimentar caminhada diária no play do meu prédio, logo após deixar meu filho no transporte escolar às 6:15 da manhã.

Após algumas semanas de repetição, o meu normal era dar 50 voltas no play para alcançar 5 km e essa rotina estava ficando entediante com o passar dos dias, mas continuava pensando sempre na minha saúde para ver meus filhos crescerem. Meus estudos mostravam que a corrida poderia acelerar a redução da gordura no fígado e me animei com o incentivo de alguns amigos que haviam começado do zero também. Minha outra opção seria iniciar a natação, mas tinha o fantasma de não ter seguido nessa modalidade desde a época da faculdade, quando não passei de três meses praticando essa modalidade.

Comecei a corrida revezando com a caminhada e em poucas semanas já alcancei a marca de 5km correndo, o que parecia impossível quando iniciei os primeiros passos. Os novos exames de sangue confirmaram uma melhora significativa nos meus indicadores, minha disposição aumentava a cada dia e emagreci, sem perceber, mais de 14 kg em pouco tempo.

Minha energia aumentava a cada dia após as atividades e comprovei na prática alguns dos diversos benefícios da atividade física destacados em várias literaturas e resumidos a seguir:

1. Diminui o risco de doenças no coração, pressão alta, osteoporose, diabetes e obesidade.
2. Reduz colesterol ruim e aumenta as taxas do bom colesterol.
3. Aumenta a resistência muscular e tendões/ligamentos mais firmes.
4. Ajuda a produzir serotonina – o hormônio do bem-estar.
5. Melhora a aprendizagem e memória.
6. Melhora a postura.
7. Melhora a aparência da pele.
8. Reduz ansiedade, depressão.
9. Melhora autoestima e qualidade do sono.
10. Aumenta a autoconfiança e reduz o cansaço.

O perigo de avançar sem o acompanhamento de profissionais especializados

Seguindo minha empolgação inicial com a corrida, decidi participar da primeira prova de rua e escolhi 10K após correr 7,5K com uma volta completa na Lagoa, um dos locais mais lindos do Rio de Janeiro.

Meu pensamento de iniciante era que eu estava indo tão bem que poderia aumentar por conta própria minha quilometragem, mas não imaginava que a inscrição na meia maratona (21K) do Rio em 2018 seria algo tão traumático na minha vida.

Após correr em um ritmo muito bom nos primeiros 6K, começou uma dor no lado externo do joelho esquerdo ao passar pela praia de Ipanema e Copacabana. Muitas dúvidas pairavam na minha cabeça nesse momento e quase abandonei a corrida entre Botafogo e o Aterro do Flamengo, mas resolvi continuar até o final, revezando corrida e caminhada para suportar os mais de 10K que restavam. Cruzei a linha de chegada com um misto de dor e felicidade, mas o estrago foi grande e tive que fazer fisioterapia para me recuperar, ficando alguns meses sem correr no ritmo que estava acostumado. Para matar minha curiosidade, pesquisei muito até descobrir que aconteceu comigo uma tal de síndrome do atrito da trato iliotibial (também conhecida como "joelho do corredor" ou síndrome da banda iliotibial).

Ficou claro que não foi suficiente minha preparação por conta própria pesquisando sites especializados. Um profissional de educação física competente orientaria meus treinos para evitar todo esse problema, e sugiro fortemente que não repita meu erro, que adiou o sonho da primeira maratona.

A corrida é uma modalidade muito democrática e natural para iniciar sua jornada saudável, porém agora entendo a importância de uma preparação adequada para quem deseja novos sonhos. Recomendo fortemente as grandes dicas que o fera Décio apresenta no Capítulo 7.

Descobri uma foto que ajudou a quebrar meu preconceito com a musculação

Um dos motivos do meu problema na meia maratona foi a falta de musculação adequada. Nunca imaginei o quanto essa atividade seria tão importante para uma vida plena para todos nós, pois, diferentemente, do que eu pensava, o propósito do músculo vai muito além da estética. Confira a seguir suas principais funções:

- ✓ Garante a movimentação do corpo e os processos respiratórios.
- ✓ Protege os ossos e reduz o risco de fraturas.
- ✓ Equilíbrio, movimento e sustentação.
- ✓ Responsáveis pela movimentação do sangue pelo organismo, dos alimentos pelo sistema digestório e da urina pelo sistema urinário.
- ✓ Manutenção da temperatura.
- ✓ Garante o funcionamento correto de outros sistemas (pulmões, bexiga, estômago e coração).

O grande problema é que após os 30 anos de idade ocorre uma redução natural da massa muscular de forma generalizada e progressiva. Esse processo, também conhecido como sarcopenia, acelera-se a partir dos 50 anos e compromete também o metabolismo do nosso organismo.

Observe na figura a seguir a tendência natural de perda de 24% na massa muscular dos 40 aos 70 anos, deixando seu corpo muito mais vulnerável a fraturas e sem forças a cada ano que passa. A boa notícia é que podemos reverter esse quadro com musculação!

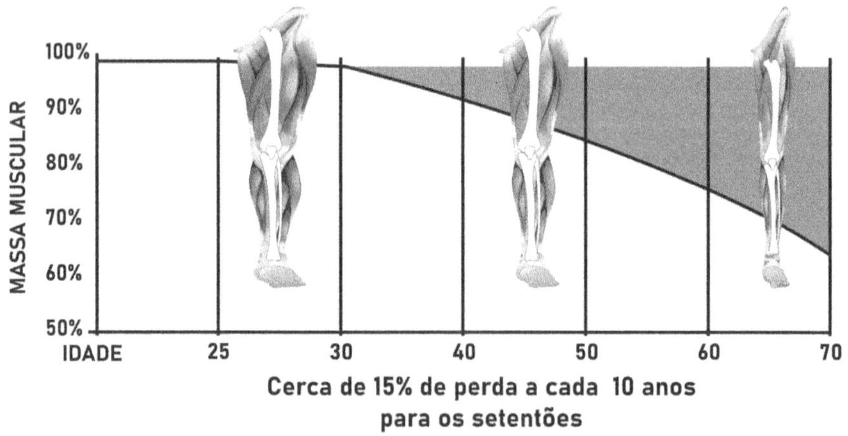

Figura 0.2. Perda de massa muscular depois dos 30 anos.
Fonte: adaptado de AMARAL NETO, 2018.

Estabeleça um propósito saudável seguindo seu coração

Conforme será detalhado em cada capítulo, a vida saudável é uma jornada que pode e deve ser iniciada independentemente da idade. Seus benefícios são bem maiores do que a dedicação necessária para alcançar esse hábito tão importante para viver plenamente.

Muito se fala que somos resistentes à mudança e existe explicação científica que confirma essa crença universal: **nosso cérebro busca manter o padrão atual para economizar energia, pois, embora represente apenas de 2% a 3% da massa corporal, consome cerca de 20% do nosso oxigênio e de 15% a 20% da glicose.**

Sabendo que a criação de um novo hábito demanda esforço principalmente no início, sugiro fortemente que você crie um motivo que seja muito importante para sua vida e pense todos os dias no resultado fantástico que alcançará com sua dedicação.

No meu caso, eu penso que cada dia de atividade física representa mais dias saudáveis na minha vida para conviver, no futuro, com meus filhos adultos e ter energia para brincadeiras e viagens que farei com meus netos. Lembrando que motivação é a criação de motivos para ação, reflita todos os dias sobre aquilo que fará diferença na sua vida. 'Bora?

Nossos coautores especialistas criaram conteúdos embasados na ciência, com destaque para transformações emocionantes na vida de 25 pessoas de carne e osso que lutaram para conquistar sua jornada saudável com superação, paixão, amizades, resiliência: acupunturista, administradores, advogada, contador, professores de educação física, empreendedor, mãe, executivo, engenheiro, faixa preta, fisioterapeuta, maratonista, médico, nutricionista, pai, psicóloga, PO, osteopata, shiatsuterapeuta, profissional de TI, ultramaratonista, triatleta.

Muitos capítulos me deixaram extremamente emocionado, com lágrimas nos olhos durante minha revisão final no carnaval para entregar à editora, e tenho certeza que outras vidas serão transformadas!

Aproveite para compartilhar com pessoas queridas. Desejo muito sucesso em sua jornada saudável!!!

Referências

AMARAL NETO, Roberto Franco do. **SAIBA MAIS sobre os 3 fatores que causam perda de MASSA MUSCULAR.** 14 jan. 2018. Disponível em: <https://www.robertofrancodoamaral.com.br/blog/causas-de-perda-de-massa-muscular-e-onde-podemos-atuar/>. Acesso em: 05 mar. 2020.

BRASIL ESCOLA. **Sistema muscular.** Disponível em: <https://brasilescola.uol.com.br/biologia/sistema-muscular.htm>. Acesso em: 06 mar. 2020.

GUIA MÉDICO BRASILEIRO. Site. Disponível em: <https://guiamedicobrasileiro.com.br/>. Acesso em: 06 mar. 2020.

Sumário

Introdução

Mônica Cachoni

O sedentarismo é um assunto muito preocupante, e com o surgimento da tecnologia o número aumenta a cada dia devido à facilidade que ela nos trouxe, como pedir comida por aplicativos, mandar correspondências por motoboy, etc. Isso implica em cada vez menos "movimento", e a soma de calorias que ingerimos é maior do que gastamos.

Movimentos e tarefas antes muito executados pelas pessoas hoje estão sendo extintos, como o simples fato de se deslocar para atender a um telefone ou ir trocar de canal do aparelho de TV, ou ainda comida e outros objetos entregues em casa, quando antes precisávamos caminhar para comprar. A tecnologia nos proporciona algumas mordomias que acabaram extinguindo atividades que antigamente eram comuns.

Somos apaixonados por tecnologia, totalmente a favor dessa evolução, mas deve-se ter consciência de que isso nos deixa cada vez mais sem movimentos, o que requer mais do que nunca que busquemos uma compensação maior por essa falta.

Sabemos ainda que, por trás de toda essa tecnologia que nos é proporcionada, existem profissionais que passaram dias, noites, meses e quiçá décadas estudando, trabalhando e evoluindo.

O perfil do profissional da tecnologia, que ficou "caricaturado" como aquele "nerd" sentado atrás de um computador tomando litros de café, comendo pizza e bebendo refrigerantes na madrugada, muitas vezes alvo de piadas, se tornou comum. Quando pensamos em meses, podemos dizer que o corpo aguentaria, mas ano após ano seguindo essa vida sedentária o corpo acaba por reclamar de alguma forma, e a cobrança vem em forma de doenças crônicas e até fatais.

Dito isso, buscamos entender a superação de muitos profissionais que entraram nesse ciclo, conseguindo mudar a vida de forma saudável, buscando auxílio de profissionais especializados e acima de tudo encontrando a superação existente neles próprios. Essa história é contada na "Jornada Saudável" por pessoas que conseguiram superar problemas criados pelo seu dia a dia.

Boa leitura!

PARTE I:
UMA VIDA SAUDÁVEL

1. Benefícios da atividade física

Joana Carrasco
Mônica Cachoni

Bueno et al. (2016) afirmam que os benefícios da atividade física e do exercício físico para a manutenção da saúde e a prevenção de doenças estão bem esclarecidos na literatura científica. Entretanto, estudos associando os custos da utilização de serviços de saúde com os da inatividade física ainda são poucos. Pesquisas internacionais quantificaram esses custos e apresentaram associações com a prática de atividade física e/ou comportamento sedentário.

Atividade física se tornou popular nos últimos tempos: você vai ao médico, ele normalmente pergunta se está praticando alguma atividade física, verifica se está acima do peso e recomenda exercício físico. É comum recebermos convites de amigos para a realização de um treino ou participarmos de conversas em que a atividade física se tornou um orgulho, não é mesmo? Além disso, é comum os médicos mencionarem o quanto a atividade física tem sido citada em congressos e reuniões voltados para a boa prática saudável, sendo capaz de curar várias doenças.

Coelho e Burini (2009) explicam que os mecanismos que ligam a atividade física à prevenção e ao tratamento de doenças e à incapacidade funcional envolvem principalmente a redução da adiposidade corporal, a queda da pressão arterial, a melhora do perfil lipídico e da sensibilidade à insulina, o aumento do gasto energético, da massa e força muscular, da capacidade cardiorrespiratória, da flexibilidade e do equilíbrio. No entanto, a quantidade e qualidade dos exercícios necessários para a prevenção de agravos à saúde podem ser diferentes daquelas para melhorar o condicionamento físico.

Longe de nós está a capacidade de julgar se podemos substituir uma receita médica por uma corrida no parque; entretanto, os benefícios de evitarmos aquela "receitinha", aquele gasto com medicamento, já são um adianto e tanto, não é?

De acordo com a Organização Mundial de Saúde, a atividade física reduz o risco de morte prematura por doenças cardiovasculares, diabetes do tipo II e cancro do cólon, reduz ainda a depressão e a ansiedade, ajuda a controlar o peso corporal, a reduzir a hipertensão arterial, a manter a saúde e o bom funcionamento do sistema músculoesquelético, a melhorar a mobilidade e a promover o bem-estar psicológico.

Já é comprovado que a prática de atividades físicas pode trazer diversos benefícios – e, mais que isso, a não prática pode levar a doenças indesejáveis, sejam de origem física ou psicológica. E ainda esbarramos em várias situações, culturais ou não, que acabam nos impedindo de conquistar esse hábito. Por que é tão difícil iniciar? E por que é tão difícil continuar?

Nossos heróis escritores contam ao longo dos capítulos como ultrapassaram os diversos obstáculos para abandonar o sedentarismo e ter uma qualidade de vida saudável.

Referências

BUENO, Denise Rodrigues et al. Os custos da inatividade física no mundo: estudo de revisão. **Ciência & Saúde Coletiva**, vol. 21, n. 4, 2016, p. 1001-1010.

COELHO, Christianne de Faria; BURINI, Roberto Carlos. Atividade física para prevenção e tratamento das doenças crônicas não transmissíveis e da incapacidade funcional. **Revista de Nutrição**, vol. 22, n. 6, dez. 2009, p. 937-946. Disponível em: <http://dx.doi.org/10.1590/S1415-52732009000600015>. Acesso em: 06 mar. 2020.

LUCAS, Miguel. **29 benefícios da atividade física na sua saúde.** 22 set. 2016. Disponível em: <https://www.miguellucas.com.br/29-beneficios-da-atividade-fisica-na-sua-saude/>. Acesso em: 06 mar. 2020.

PLANÍCIE. **Veja os benefícios dos exercícios físicos para o corpo.** Disponível em: <https://planicie.com.br/blog/beneficios-dos-exercicios-fisicos-para-o-corpo/>. Acesso em: 06 mar. 2020.

2. Perigos do sedentarismo

Guilherme Vilas Bôas

O que é sedentarismo? Percebo em clínica uma grande dificuldade para definir esse termo tanto quanto para saber se atividades corriqueiras como subir escadas, se deslocar de casa para o trabalho e atividades domésticas podem ser consideradas atividades físicas.

Vemos em textos desde a Grécia antiga citações sobre atividade física e sua correlação como fator de promoção à saúde. Sócrates: "Na música, a simplicidade torna a alma sábia; na ginástica, dá saúde ao corpo". Hipócrates: "O que é utilizado, desenvolve-se, o que não o é, desgasta-se... se houver alguma deficiência de alimento e <u>exercício</u>, o corpo adoecerá". Atualmente, muitos estudos vêm sendo desenvolvidos para consolidar o exercício físico como ferramenta crucial na promoção de saúde, porém de forma literal os níveis de pessoas praticantes e ativas não cresceram como o esperado.

Credita-se que o processo da industrialização foi responsável por aumentar o número de pessoas sedentárias. O aumento da produção e lucratividade, o ideal do consumismo e a busca permanente por estabilidade financeira de certa maneira prejudicaram a rotina do cidadão. O tempo para se dedicar a atividades extras parece ter reduzido e a atividade física começou a ser vista como privilégio. Porém, dentro desse processo houve agravo de doenças cardiovasculares, câncer, diabetes e problemas de saúde mental. Vários autores, como JANSSEN, KATZMARZYK e ROSS (2004), associam esse aumento ao sedentarismo.

As evidências também indicam que a inatividade física é associada a mortalidade, obesidade, maior incidência de queda e debilidade física em idosos, dislipidemia, depressão, demência, ansiedade e alterações do humor. Em populações pediátricas, o sedentarismo é também considerado o principal fator responsável pelo aumento pandêmico da incidência de obesidade juvenil. Além disso, recentes achados sugerem que a inatividade física é um componente agravante do estado geral da saúde em crianças e adolescentes acometidos por várias doenças, incluindo as cardiovasculares, renais, endocrinológicas, neuromusculares e osteoarticulares (GUALANO et al, 2010).

Ferramentas como questionários e pesquisas sociais são utilizadas para conseguir ter uma métrica do que seria sedentarismo ou mesmo atividade física. Alguns, como Dias-da-Costa et al (2005), definiram inatividade física no tempo de lazer como o gasto energético menor que 1.000 kcal despendido semanalmente. Porém, vários estudos são inconclusivos ou têm dificuldade em definir sedentarismo ou inatividade física. Assim, para melhor compreensão, alguns autores citam que atividade física no tempo de lazer é diferente de atividade física diária. Assim, separamos atividades corriqueiras como caminhar ao trabalho, subir escadas e atividades domésticas etc. em um grupo (atividades físicas diárias) e a prática desportiva em outro (atividades físicas no tempo de lazer).

O nosso genoma, ou seja, características genéticas, foi moldado muitos séculos atrás. Em um período onde ser ativo era questão de sobrevivência, devido à modernização e à facilidade do alimento, pois precisávamos ficar longos períodos sem esses e mesmo assim correr atrás da caça, os genes responsáveis por ativar a armazenagem dos nutrientes não evoluíram no período em que vivemos, e assim ficou muito mais fácil armazenar do que gastar. Portanto, surgiu a facilidade em adquirir doenças crônicas por inatividade, chamando atenção da saúde pública e colocando em questionamento o estilo de vida das pessoas e a utilização do termo sedentarismo como doença. Um exemplo básico disso é os EUA, onde cerca de 70% da população adulta não atinge os níveis mínimos recomendados de atividade física. O ônus socioeconômico da inatividade física é alarmante: estimativas sugerem que os custos relacionados ao tratamento de doenças e condições possivelmente evitadas pela prática regular de atividade física são da ordem de um trilhão de dólares por ano, apenas nos Estados Unidos (BOOTH et al, 2000). No Brasil estudos apontam que 60% da população não pratica nenhuma atividade física regular.

CID é a sigla para Classificação Internacional de Doenças, traduzida do inglês *International Classification of Diseases* (ICD). A tabela é publicada pela Organização Mundial de Saúde e tem como objetivo padronizar e catalogar doenças e outros problemas de saúde. Se procurarmos por sedentarismo, não vamos encontrar o termo como doença, mas quando procuramos por estilo de vida, que tem tudo a ver com sedentarismo, encontramos pelo menos dez números ou códigos (CID 10 Z72 ao CID 10 Z72.9).

Se você não pratica atividades físicas regulares, ou seja, pelo menos duas a três vezes na semana, mas tem uma rotina ativa é importante quantificar seu gasto calórico de alguma maneira. O grande segredo para começar a pensar em prol da melhora da saúde e da qualidade de vida é ter a balança do consumo x gasto equilibrada. Assim, contar o número de passos, escadas, utilizar *apps* no celular que quantifiquem distância x gasto calórico, batimentos cardíacos e sono é de grande valia, pois fica mais fácil identificar se seu consumo está maior que o gasto.

A saúde pública no Brasil vem trabalhando para propiciar práticas saudáveis e assim incentivar mudanças no estilo de vida de todas as classes sociais. Projetos de revitalização de espaços públicos, áreas verdes, aumento da segurança e fechamento de vias são alguns exemplos de atividades das secretarias de esporte de algumas cidades de grandes polos habitacionais. As mudanças não são abruptas ou tão rápidas como seria esperado, mas se soubermos aproveitar com responsabilidade e constância, a longo prazo teremos bons frutos em muitos aspectos sociais. Assim, quando me perguntam sobre sedentarismo, respondo que seu estilo de vida irá determinar a qualidade da sua saúde, ou seja, bons hábitos, como ter uma alimentação balanceada, um sono contínuo e de qualidade e práticas de atividades físicas regulares e constantes, serão determinantes importantes para prevenir e controlar uma gama de doenças. O caminho mais curto para uma mudança saudável é a busca de profissionais qualificados para desenvolver um trabalho com uma visão holística e responsável.

Referências

BARROS, José Augusto C. Pensando o processo saúde doença: a que responde o modelo biomédico? **Saúde e Sociedade**, vol. 11, n. 1, Jan./July 2002, p. 67-84.

BOOTH, Frank W. et al. Waging war on modern chronic diseases: primary prevention through exercise biology. **Journal of applied physiology**, vol. 88, n. 2, 2000, p. 774-787.

CENARRUZABEITIA, José Javier Varo; HERNÁNDEZ, J. Alfredo Martínez; MARTÍNEZ-GONZÁLEZ, Miguel Ángel. Beneficios de la actividad física y riesgos del sedentarismo. **Medicina clínica**, vol. 121, n. 17, 2003, p. 665-672.

CENTRO NACIONAL DE EPIDEMIOLOGIA/FUNDAÇÃO NACIONAL DE SAÚDE. Projeto Monitoramento das Doenças Cardiovasculares e do Diabetes no Brasil (MONIT): relatório de pesquisa. Brasília: Instituto de Saúde Coletiva, Universidade Federal da Bahia, 2000.

DIAS-DA-COSTA, Juvenal Soares et al. Epidemiology of leisure-time physical activity: a population-based study in southern Brazil. **Cad. Saúde Pública**, vol. 21, n. 1, Jan./Feb. 2005, p. 275-282.

ERICKSSON, Rafaella Eliria Abbott. Como saber o que significa o CID em um laudo médico? **Médico Responde**, s.d. Disponível em: <https://medicoresponde.com.br/como-saber-o-que-significa-o-cid-em-um-laudo-medico/>. Acesso em: 06 mar. 2020.

GUALANO, Bruno et al. Evidence for prescribing exercise as treatment in pediatric rheumatic diseases. **Autoimmunity reviews**, vol. 9, n. 8, 2010, p. 569-573.

JANSSEN, Ian; KATZMARZYK, Peter T.; ROSS, Robert. Waist circumference and not body mass index explains obesity-related health risk. **The American journal of clinical nutrition**, vol. 79, n. 3, Mar. 2004, p. 379-384,

MATSUDO, Sandra et al. Questionário Internacional de Atividade Física (IPAC): estudo de validade e reprodutibilidade no Brasil. **Revista Brasileira de Atividade Física & Saúde**, vol. 6, n. 2, 2001.

SALLES-COSTA, Rosana et al. Associação entre fatores sociodemográficos e prática de atividade física de lazer no estudo Pró-Saúde. **Cad. Saúde Pública**, vol. 19, n. 4, 2003, p. 1095-1105.

WOLFARTH, Bernd et al. The Human Gene Map for Performance and Health-Related Fitness Phenotypes: The 2004 Update. **Med Sci Sports Exerc.**, vol. 37, n. 6, 2005, p. 881-903.

3. Sedentário? Já para o divã!

Lucas Cavalcante

Uma coisa é certa: há uma incerteza filosófica sobre qual seria o nome do momento histórico em que estamos vivendo. Alguns dizem que ainda vivemos na chamada "era moderna", outros defendem ferrenhamente a ideia de que um novo período iniciou-se no século passado, ou antes, a chamada "pós-modernidade". E dentro desse segundo grupo há ainda uma outra discussão: quando esse tal novo fenômeno cultural teve início? As respostas são variadas. Há quem diga que a pós-modernidade começou com a Revolução Francesa, em 1879. Exagero! Outros, em maio de 1968, na grande revolução comportamental do século XX. Existem aqueles que dizem que ela teve início no final da Segunda Guerra Mundial. E os mais meticulosos e bem mais ousados afirmam a hora e o dia de seu início: 15 de novembro de 1972, às 15h32min, com a implosão dos prédios modernistas do projeto habitacional Pruitt-Igoe, em St. Louis, Missouri, nos EUA.

Como a própria existência da pós-modernidade indicada está na pluralidade (confusão?!) da determinação do seu início, tomarei como ponto de partida dessa reflexão o recorte histórico da socióloga e historiadora Sandra Regina Haas de Fontoura, que localiza (vários autores seguem a mesma ideia) o fim da modernidade nos bombardeamentos atômicos lançados pelos Estados Unidos nas cidades de Hiroshima e Nagasaki contra o Império do Japão, em 1945. Mas por quê?

Esse advento trouxe um novo paradigma para a geração do final do século XX e que se fincou na cultura do século XXI, por ter se expandido neste, a era do **tecnologismo** (o padrão de que tudo deve ser norteado pela tecnologia): o fim do sacrifício. Instalou-se, assim, a "sociedade dos botões"; a corrida por uma única bomba destruidora de massas acionada por um único dispositivo; o fim do "deslocamento de massa para realização de alguma tarefa"; o desejo pelos "controles remotos"; o alcance do universo condensado no poder de um clique; o valor erótico da cultura *touch*[1]; o comodismo e o **conformismo** como características primárias que os sujeitos passaram a querer encontrar nos objetos do cotidiano, nos relacionamentos, nas culturas, nas artes, nas religiões, no trabalho e no entretenimento. Aliás, no que diz respeito à indústria do entretenimento, o fim do sacrifício está evidente na ininterrupta produção e no desejo pelos *games,* que revela ser a grande catarse dessa sociedade: o que o corpo desejar fazer, o *game* (objeto) fará por ele. E não tem sido esse o padrão cultural vigente?

Ora, a indústria dos *gadgets* – nome para bugigangas ou apetrechos tecnológicos, em tradução livre – produz toneladas de objetos que, em suma, atrairão as pessoas pela promessa de reduzir algum sacrifício cotidiano. A essência dessa ideia também está presente nas novas constituições das relações humanas, que vêm sendo marcadas pela promoção do encontro virtualizado em detrimento de qualquer necessidade de labuta física ou emocional para conquista do outro, haja vista os inúmeros *apps* do tipo "cardápio humano", que prometem relacionamentos afetivos e, principalmente, sexuais de maneira rápida e ausente de qualquer sacrifício; ou melhor, sejamos justos, mesmo que mínima, há uma certa abnegação presente, que é a de acessar o *app*, avaliar "meticulosamente" (julgar se atraente aos olhos ou não) as imagens das pessoas, deslizar o dedo à direita (*dar match,* tipo *like*) e esperar que a pessoa faça o mesmo. Pronto! Está encerrado o sacrifício. Em nome de uma cultura do **conformismo** o humano do século XXI tem se sacrificado e muito. Primeiro sacrifica o próprio valor simbólico do sacrifício, depois sacrifica o seu corpo, que é a grande expressão sintomática desse novo paradigma cultural, submetendo-o a um estado de **eterna pausa**, isto é, uma excessiva comodidade em nome de um pseudoprazer, mas vicioso: o sedentarismo.

Sem dúvida, a inatividade física (sedentarismo) é um dos principais problemas de saúde pública na era contemporânea, uma vez que cerca de 70% da população adulta não atinge os níveis recomendados de atividade física. Nesse mesmo caminho, uma pesquisa realizada no Brasil mostrou prevalência de sedentarismo em 58% dos adolescentes entre 10 e 12 anos de idade. Outra pesquisa, dessa vez com 274 adoles-

---

[1] Segundo Lazzarini e Viana (2006), a concepção de corpo para a psicanálise é aquele enquanto objeto psíquico, isto é, fruto da representação inconsciente investido numa relação de significação. Portanto, o corpo pode ser aquele biologicamente compreendido, como também representado em qualquer objeto possuído por esse corpo, significado pela subjetividade do sujeito. A cultura *touch* fundou no corpo do século XXI um valor sexual tátil, isto é, erótico, na medida em que oferece ao sujeito a excitação pelo toque-na-coisa. Ou seja, o que importa não são os fins prometidos pelo objeto; antes, a forma como se chega a eles, pela leveza de um curto contato que determina o mundo externo. Essa nova forma de representação pós-moderna, sem dúvida, é um substitutivo do autoerotismo "arcaico" presente na masturbação.

centes entre 14 e 19 anos, relacionou o sedentarismo com o tempo que eles ficavam assistindo TV e usando o celular: 68,2% apresentaram comportamento sedentário elevado, gastando mais da metade do tempo diário vendo TV e acessando o celular. Já em adultos, a inatividade física aumenta o risco de câncer de cólon (41%), câncer de mama (31%), diabetes do tipo II (50%) e osteoporose (59%), além de estar associada à mortalidade, obesidade, maior incidência de queda (idosos), debilidade física, dislipidemia, depressão, demência, ansiedade e alteração do humor.

Diante de dados tão alarmantes e multifatoriais, emerge a seguinte questão: como a psicologia pode contribuir para o sujeito, de forma a promover o interesse pela atividade física e consequente abandono do sedentarismo?

Para tanto, é necessário antes uma importante consideração. A Organização Mundial da Saúde concebe o ser humano como um ser tridimensional: biopsicossocial, ou seja, somos biológicos (possuímos um **soma**, um corpo), psicológicos (possuímos uma **psique**, do grego *alma*, ou seja, sede das emoções, sentimentos, pensamentos, volições, etc.) e sociológicos (nos constituímos a partir do outro). Nesse sentido, refletir o ser humano significa considerar sua complexidade tridimensional, de forma *a priori*. Assim, a psicologia é a ferramenta eficaz para a compreensão da dimensão simbólica e afetiva do sujeito sedentário, buscando **desenrolar todo o novelo** de sua história de vida, no que diz respeito a traumas, perdas, angústias, sofrimentos, modelos de imitação, desejos, sonhos, fantasias, potenciais e limitações; fazendo conexão (*insights*) de tudo isso com os sintomas apresentados pelo sujeito, no caso o sedentarismo, para que ele tenha a chance de tomar consciência de si, assumir a autoria da própria história e a responsabilidade pela tomada de decisões.

Dito isso, prossigamos. Dentre vários postulados teórico-científicos aos quais poderíamos nos apoiar para responder à pergunta da causa do sofrimento humano, um deles, o da psicanálise, encaixa-se aos propósitos dessa reflexão. Disse Freud, em sua obra "Luto e Melancolia", que o sofrimento acontece a partir de uma "reação à perda de um ente querido, à perda de alguma abstração que ocupou o lugar de um ente querido, como o país, a liberdade ou o ideal de alguém, e assim por diante" (p.129). Essa perda objetal ou de um substitutivo abstrato a esse objeto de amor, como a liberdade, a pátria, os valores, algum propósito ou plano de vida, etc., leva o sujeito a experimentar uma profunda perda de interesse pelo mundo externo, seguida de uma incapacidade e inércia em escolher um novo objeto de amor. Ainda assim, segundo o autor, o sujeito cria o sentimento de continuidade e permanência eterna das coisas ou das pessoas, na medida em que evita encarar a realidade dessas perdas. Em outras palavras, seria aquele sujeito que, diante de uma perda irreparável, vive como se nada tivesse acontecido, adotando um discurso de total estabilidade, ignorando sua significativa perda objetal, aludindo sobre ideias até mesmo espiritualistas de que o objeto não fora de forma alguma perdido, antes está presente em outro lugar. Ora, a possibilidade da crença na existência após a morte, conforme apontada por várias religiões, não deve eliminar o fato de que, nesta existência, o objeto fora perdido e que, portanto, se faz necessário assumir a perda e vivenciar seu luto. Aliás, tal ideia deveria dar mais esperança a esses religiosos intransigentes à realidade de uma existência outra que não está, uma vez que na outra vida, de acordo com a crença, a dor, a finitude, o desgaste e a angústia aqui vividas não existiriam. A questão apontada por Freud está numa espécie de **ludibriação de si** que busca tão somente evitar a dor.

Presente na negação da dor, encontra-se velado um sujeito em total sofrimento com a perda de Lugar em sua própria existência: vazio de significados, carente de sentidos, claudicante em seus desejos, sendo incapaz de reconhecer qualquer possibilidade de uma realidade diferente, que não seja esta vivenciada de forma melancólica e viciosa. Nessa hora é importante resgatarmos as palavras, de certa maneira motivadoras, de Jean Paul Sartre quando disse que se verdadeiramente a existência [do homem] precede a [sua] essência, então o homem é responsável por aquilo que ele é. Afinal, não importa o que fizeram do sujeito, antes mais vale o que ele faz com aquilo que fizeram dele.

Ora, se a saída ao sujeito sofredor está na busca por um novo Lugar ou no reencontro deste que fora perdido, o sedentário é aquele enraizado no mesmo lugar, por ter perdido o seu Lugar. Nessa hora, é importante percebermos a diferença de Lugar (com letra maiúscula) e lugar (com letra minúscula): o primeiro diz respeito ao lugar da existência, à morada do eu. O lugar que confere ao sujeito, o conhecimento de si; onde nos reconhecemos quando nós nos convidamos a nos visitar. Nele estão nossas limitações, potenciais, anseios, desejos, sonhos, aspirações, fraquezas, enfim, nossa própria identidade (*id* no grego significa Lugar próprio). Já o segundo, o lugar, diz respeito ao lugar enquanto espaço geográfico que o corpo ocupa enquanto está-aí. Em suma, o primeiro está no campo da subjetividade, da existência, e o segundo no concreto, no real. É aqui que se encontra o sujeito sedentário, desgarrado do seu Lugar, petrificado e eternizado no mesmo **lugar-de-sempre**.

O filósofo Mario Sergio Cortella cita uma "falecida" comunidade do extinto Orkut, primeira rede social de fama mundial, cujo nome era "Eu tenho medo do Mesmo", que tinha como imagem de capa uma foto daquelas placas de alerta fixadas por força de lei nas entradas dos elevadores no Brasil: "Antes de entrar, verifique se o mesmo encontra-se parado neste andar". Em sua provocação, disse o filósofo, ter medo do mesmo, isto é, de adentrar em algum local, seja no elevador, em casa, no trabalho, na igreja, no banco, no churrasco, na conversa, no relacionamento, e, por fim, na vida e deparar com o mesmo: "na mesma praça, no mesmo banco"; na forma de sentir, de agir, de pensar, de escolher e de ser. Eis o drama do sedentário: ele se sente e está *mesmificado* em sua situação sintomática de estar estagnado, mas pelo seu envolvimento íntimo e fiel com guloseimas, *games*, celulares, internet, séries, bebidas, futilidades, sofás e principalmente com o entretenimento, ilude-se com um pseudoestado de movimento em sua vida, pois, afinal, acha que está ocupado com muitos afazeres produtivos, quando na verdade está calcificado no mesmo lugar, alienado de sua real situação.

Ao tomar consciência de seu estado, paralelamente inicia um movimento singelo, mas com significativa angústia, pois agora ele não quer mais estar onde está. Sua condição mórbida o incomoda de tal forma que o impulsiona a buscar, agora verdadeiramente, possibilidades de saídas dessa situação. É nesse momento que ele procura, dentre vários profissionais da saúde, o psicólogo (analista). O analista, acolhendo essas demandas do sujeito sofredor, lança-o à possibilidade de encontrar na própria fala, isto é, no poder da cura pela palavra (*talking cure*, dita por Freud), o mais eficaz empuxo que o movimentará à cura, alcançando assim um novo Lugar em sua história de vida.

Quando o paciente (ainda passivo aos seus próprios ditos, por esperar receber do analista as saídas para a sua vida, insistindo ainda numa posição mórbida psicológica sedentária) passar a se escutar e ele mesmo labutar para encontrar seus próprios *insights*, isto é, os "porquês" (perdas) que o levaram àquele estado mórbido, o analista o convida a se deitar no divã. É nesse momento que ele deixa de ser paciente para tomar um novo Lugar no tratamento, o de analisando.

Analisando, pois agora ele deseja correr atrás do tempo perdido, confrontando-se com seus próprios ditos. Deseja novos horizontes no processo do autoconhecimento. Não mais se entorpece com o que sabe, antes impulsiona-se corajosamente (mesmo angustiado com o que possa encontrar em si) rumo às profundezas do inconsciente, crendo que encontrará as respostas necessárias ao seu enigma que o "desenraizarão" do lugar petrificado. Assim, a busca que começou nos **calabouços da alma** não mais se restringe ao campo emocional e afetivo; agora o analisando passa a desejar o estágio do comportamento físico, ou seja, a saída da inatividade física em busca de novos desafios. Aquele corpo **mumificado nos sofás do cotidiano** encontra no esporte, em suas multiformes modalidades, a possibilidade de tornar concreto o que nasceu no abstrato.

Ora, o que é o esporte se não o ato de buscar e acreditar que o objetivo *escapante* do agora encontra-se logo ali à frente? O agora ex-sedentário depara com o prazeroso paradigma de que o esporte tem o poder de colocar em cena emoções, sentimentos, esforços, tempo e energia de uma forma que nenhuma outra atividade se aproxima. Esporte é vida, na medida em que promove o absoluto prazer do movimento. Movimento este que teve início no simples, mas intrigante, deitar-se no divã. Àqueles que acham que o divã é lugar estático, talvez precisem conhecer seu claro poder de movimento. Querido sedentário, quer tentar? Deite-se!

Referências

CANAL DO CORTELLA. Mario Sergio Cortella – Eu Tenho Medo Do Mesmo. **YouTube**, 2019. Disponível em: <https://www.youtube.com/watch?v=FUlzEWxYFO4>. Acesso em: 06 mar. 2020.

FILHO, Paulo Gomes de Sousa. O que é a Psicologia dos Esportes. **Rev. Bras. Ciên. e Mov**, vol.8, n. 4., 2000, p. 33-36. Disponível em: <https://portalrevistas.ucb.br/index.php/RBCM/article/viewFile/373/425>. Acesso em: 06 mar. 2020.

FONTOURA, Sandra R. Haas da. Ironias da cultura pós-moderna. **SIGNO**, Santa Cruz do Sul, vol. 21, n. 31, set. 1996, p. 33-37. Disponível em: <https://online.unisc.br/seer/index.php/signo/article/download/9204/5814>. Acesso em: 06 mar. 2020.

FREUD, Sigmund. Estudos sobre a histeria (1893-1895). *In*: FREUD, Sigmund. **Edição Standard Brasileira das obras psicológicas completas de Sigmund Freud.** Vol. 2. Rio de Janeiro: Imago, 1969.

FREUD, Sigmund. Luto e melancolia. 1917. *In*: FREUD, Sigmund. **Edição Standard Brasileira das Obras Psicológicas Completas de Sigmund Freud.** Vol. 14. Rio de Janeiro: Imago, 1969.

GREGG; PEREIRA; CASPERSEN, 2000, *apud* GUALANO, Bruno; TINUCCI, Taís. Sedentarismo, exercício físico e doenças crônicas. **Rev. bras. Educ. Fís. Esporte**, vol. 25, n. esp., dez. 2011, p.37-43. Disponível em: <http://www.scielo.br/pdf/rbefe/v25nspe/05.pdf>. Acesso em: 03 mar. 2020.

HALLAL, PC et al. Adolescent physical activity and health: a systematic review. **Sports Med.**, vol. 36, n. 12, 2006, p. 1019-1030. Disponível em: <https://www.ncbi.nlm.nih.gov/pubmed/17123326>. Acesso em: 06 mar. 2020.

LAZZARINI, Eliana Rigotto; VIANA, Terezinha de Camargo. O corpo em psicanálise. **Psic.: Teor. e Pesq. [online]**, vol. 22, n. 2, maio/ago. 2006, p. 241-249.

Disponível em: <http://www.scielo.br/scielo.php?script=sci_arttext&pid=S0102-37722006000200014&lng=pt&tlng=pt>. Acesso em: 16 mar. 2020.

MORAIS, Núbia de Souza de; MIRANDA, Valter Paulo Neves; PRIORE, Silvia Eloiza. Imagem corporal de adolescentes do sexo feminino e sua associação à composição corporal e ao comportamento sedentário. **Revista Ciência & Saúde Coletiva**, vol. 23, n. 8, 2018, p. 2693-2703. Disponível em: <http://www.scielo.br/pdf/csc/v23n8/1413-8123-csc-23-08-2693.pdf>. Acesso em: 06 mar. 2020.

PERCY REFLEXÃO. Café Filosófico: o pensamento pós-moderno e a falência da modernidade – Juremir Machado da Silva. **YouTube**, 20 out. 2019. Disponível em: <https://www.youtube.com/watch?v=Q0M09nVfBm0&t=1526s>. Acesso em: 06 mar. 2020.

SARTRE Jean-Paul. **O existencialismo é um humanismo.** (Os Pensadores). São Paulo: Abril Cultural, 1978 [1946].

SAUNDERS, Travis J.; CHAPUT, Jean-Philippe; TREMBLAY, Mark S. Sedentary Behaviour as an Emerging Risk Factor for Cardiometabolic Diseases in Children and Youth. **Canadian Journal of Diabetes**, vol. 38, n. 1, Feb. 2014, p. 53-61. Disponível em: <https://www.canadianjournalofdiabetes.com/article/S1499-2671(13)01214-8/fulltext>. Acesso em: 06 mar. 2020.

PARTE II: O INÍCIO É MAIS TRABALHOSO

4. Nosso cérebro é resistente a mudanças

Marina Miranda Azarite
Junia Stecca

Assim como todo animal, buscamos a sobrevivência; a diferença é que não precisamos buscar alimentos e fugir ou caçar outra espécie. Com a evolução o cérebro humano desenvolveu a parte frontal e com ela veio a ansiedade, além da estratégia para lidarmos com o dia a dia e nos sentirmos bem.

Luria é um psicólogo soviético especialista em psicologia do desenvolvimento, o pai da neuropsicologia. Ele propõe uma divisão do nosso cérebro em três unidades para facilitar estudos:

- ✓ Parte 1: hipotálamo e sistema límbico, responsável pelo equilíbrio do organismo.
- ✓ Parte 2: parietal, temporal, occipital, responsável pela nossa visão e audição.
- ✓ Parte 3: motora e pré-frontal, responsável pela execução, regulação e verificação da atividade executada.

Entendendo essa divisão, vamos entender o motivo do nosso cérebro ser tão resistente a mudanças. Como visto, o hipotálamo e o sistema límbico são responsáveis pela sobrevivência do nosso organismo, ou seja, responsáveis por nos proteger de situações de risco, e com isso julgamos o que nos fará bem ou não. Um exemplo claro é a água quente: ao tomarmos um café que está em uma temperatura maior que o nosso organismo aguenta, executamos um comportamento automático e reflexo de tirar da boca. O cérebro é o seu salvador!

Agora vamos aprofundar como que funciona para o cérebro entender o que faz mal ou bem para você; afinal, tem gente que gosta de café bem quente e não queima a língua. O cérebro é associativo, e isso ajuda com as estratégias que usamos para nos salvar de algumas situações, ou seja, com o armazenamento de memórias desde o primeiro dia de vida, muitas vezes lembranças que recordamos conscientemente.

Durante a vida já sentimos, em alguma situação, ansiedade, medo, angústia, felicidade, alegria, euforia, mágoa. Todas as situações positivas entendemos que podemos repetir sem autocrítica, porém nosso cérebro fará de tudo para que as situações que nos frustram e nos deixam tristes não se repitam. E é nesse momento que a dificuldade de mudança ocorre.

Somos seres "cobradores", nos cobramos e somos cobrados ao longo de nossas vidas; durante a escola, relacionamentos, família, o que a sociedade espera e por aí vai. Essa pressão existe externamente e muito mais internamente – já parou para pensar o quanto você tem se cobrado? Vamos contar uma história para explicar o que estamos falando.

Caso Junia Stecca (depoimento)

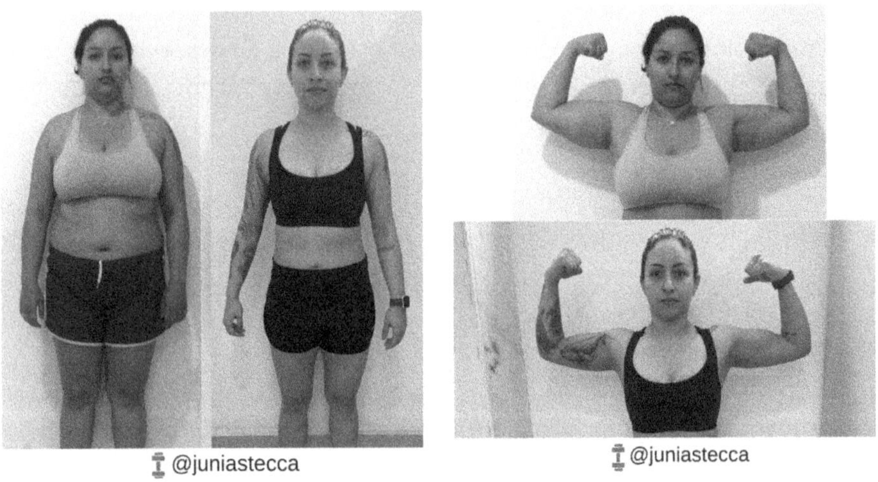

Figura 4.1. Foto retirada do instagram @juniastecca mostrando o processo de trinta quilos eliminados e 15% de redução de gordura de Junia Nogueira

Nunca tive um físico magro, mas também não tinha sobrepeso, porém sempre tentei melhorar e alcançar "o corpo perfeito" que via nas novelas e revistas – e já aviso de antemão que ele não existe. O corpo perfeito é aquele no qual você se sente bem, genuinamente.

O meu trajeto de entra e sai de dietas durou a minha vida toda. Fiz dietas extremas, tive um relacionamento abusivo e foi nesse período que eu engordei 30kg. Em cada uma dessas situações negativas eu tentava recorrer àquilo que era positivo: a comida. Eu nunca tive uma situação frustrante com ela, pelo contrário, ela era aquela experiência gostosa que me trazia alegria, ela era o meu refúgio pessoal, mesmo que momentâneo, porque depois a realidade voltava e cada vez me trazia mais alguns quilinhos.

O início de uma dieta era glorioso, aquela primeira semana era perfeita, mas no primeiro fim de semana que comia algo fora do "script" já me via falhando. Decepcionada comigo mesma, pensava: "já que estraguei tudo, vou comer tudo que quero" e escolhia deixar a dieta de lado até surgir a próxima.

Agora vamos pensar em nossas escolhas desde a infância, quando aprontamos, fugimos dos nossos pais pois não queremos receber críticas. Quando realizamos algo que sabemos que vamos receber elogios, corremos para sermos valorizados – por exemplo, quando tiramos notas boas corremos para contar para nossos pais buscando validação, merecimento, elogio de que somos bons e que realizamos de maneira adequada.

Possuímos memórias do nosso estilo de vida e se elas não forem saudáveis desde cedo, provavelmente terá lembranças ruins sobre alimentos naturais e buscaremos conforto em outras alimentações, muitas vezes chamamos de "comfort food" (comer emocional). Outra situação que podemos perceber é o medo de falhar, que você inicie a academia mais de uma vez e além de você não acreditar em você, cresce um medo, vindo da infância, de não ter o reconhecimento da outra pessoa.

Por isso que a mudança de hábito requer esforço e demora pelo menos três meses com frequência de atividade para o nosso cérebro entender o que essa mudança significa e como nos sentimos com ela. Ou seja, quando realizamos dietas restritivas, ou realizamos esportes que não gostamos, a possibilidade de não executá-las ao longo prazo aumenta.

E, portanto, muitos profissionais, como *coaches*, podem ajudar você a criar estratégias para entender o que irá funcionar ou não e como manter a frequência.

Uma das estratégias do *coaching* para os clientes que estão iniciando uma reeducação alimentar é alternar as principais refeições com um espaço de tempo em vez de mudar toda a rotina que a pessoa já está habituada de uma vez. Assim, a pessoa pode escolher uma refeição principal saudável e depois de 15 dias duas refeições com alimentos de verdade, dando tempo para a pessoa se habituar com uma mudança por vez.

Para entender mais das suas vontades, você pode usar um caderno recordatório de vontades. Nele coloque o que ficou com vontade de comer, o que estava sentindo e em que momento isso aconteceu (trabalho, em casa, durante uma ligação estressante, depois da academia, etc.). Essa é uma das ferramentas que dão maior clareza do que está se passando dentro de você e qual é o gatilho que o leva a comer de forma abusiva, a não ir à academia, etc. Dessa forma, a gente consegue então tratar a raiz do problema e não só "a vontade" em si. Ou seja, a pessoa irá adquirir um autoconhecimento mediante o seu comportamento e poderá escolher o que é melhor para si própria naquele momento e a longo prazo.

Contudo, podemos perceber que nosso cérebro tem dificuldade em iniciar novos hábitos; os estudos são muito recentes a respeito. Porém, já entendemos a importância de criar hábitos saudáveis e como quebrar a nossa barreira. E lembre-se, seja gentil com você e tenha paciência que as mudanças vêm com o tempo. Assim como aprendemos a andar, é um passinho de cada vez.

Referências

AZARITE, Marina. **Autoconhecimento.terapia.** Perfil. Disponível em: <http://instagram.com/autoconhecimento.terapia>. Acesso em: 06 mar. 2020.

HAZIN, Izabel et al. Contribuições da Neuropsicologia de Alexsandr Romanovich Luria para o debate contemporâneo sobre relações mente-cérebro. **Mnemosine**, vol. 6, n. 1, 2010, p. 88-110.

STECCA, Junia. Perfil. Disponível em: <https://www.instagram.com/juniastecca/>. Acesso em: 16 mar. 2020.

5. Início requer esforço

Marina Miranda Azarite

Os estudos sobre os hábitos tiveram o seu recente início no ano de 1990, no Massachusetts Institute of Technology (MIT), com seu primeiro estudo realizado em ratos. Percebeu-se que os roedores com lesões nos gânglios basais possuíam dificuldades em realizar tarefas básicas como aprender novos repertórios comportamentais. Os cientistas inseriram os ratos em um labirinto de forma "T" com uma recompensa nas extremidades, e, a partir da observação de seus comportamentos, notou-se que em um primeiro momento os ratos exploravam o labirinto durante o dia, mas no final não era mais necessário farejar ou explorar o "T", devido ao conhecimento da localização das recompensas.

O nosso cérebro funciona de uma maneira incrível, somos uma evolução dos animais, porém, assim como eles buscam poupar esforços para atingir um objetivo, assim nosso cérebro funciona também. E é dessa forma que se criam os hábitos, através da instalação de um comportamento que, repetido várias vezes, se torna automático e não nos permite gastar esforços ao pensar.

A essa altura já entendemos nossa facilidade com a criação de hábitos. Nosso cérebro não gosta de gastar muita energia.

Atualmente, para entender melhor como lidamos com novos hábitos, precisamos entender sobre globalização. Ela, junto com a tecnologia, veio para nos auxiliar no fácil acesso à informação, mas a partir desse avanço muitas atividades se tornaram simultâneas, sendo acompanhadas de trabalhos intensivos e dedicação extrema de nossa parte. Infelizmente, isso não só gerou uma cobrança externa, como interna também, e por não possuirmos toda a inteligência emocional desenvolvida e a vivência em perfeita harmonia, nos desequilibramos com facilidade e perdemos o controle em situações consideravelmente descomplicadas.

Pensando em uma rotina normal de trabalho, acredito que o indivíduo possua a seguinte rotina: acordar, tomar café da manhã (já verificando suas redes sociais, e-mail do trabalho ou notícias), tomar um banho, pegar a trajetória para o trabalho (se for na capital isso pode levar duas horas), trabalhar oito horas ou mais, voltar para a casa (podendo ultrapassar mais de duas horas). Considerando tal rotina, o nosso cérebro já está exausto. Inserir mais um hábito parece, de fato, ser um desafio.

Organicamente, com toda essa velocidade em que somos inseridos na era atual, a maior parte do tempo não pensamos na manutenção do corpo e da mente, de perceber se a maneira que nos alimentamos funcionalmente (nutrientes necessários para sua rotina) está correto e de quais atividades o corpo necessita para equilibrar seus hormônios.

Quando pensamos em hábitos saudáveis, logo pensamos em dietas, *crossfit*, corrida, andar de bicicleta, funcional ou qualquer outra atividade que fornece resultados a curto prazo, porém é nesse momento que reside a maior barreira para se criar um novo hábito: as muitas opções a se escolher.

Vou citar dois caminhos que atrapalham a conquista de um novo comportamento. O primeiro: antes dessa atividade se tornar automática, nosso cérebro necessita gerar muitos esforços no processo de exploração e entendimento desse novo campo de atividade. Em outras palavras, assim como um rato de laboratório, demandam tempo e dedicação durante o novo desafio, e isso pode demorar pelo menos três meses para se tornar um hábito efetivo. Isso pode facilitar a autossabotagem. Podemos acabar desistindo de inserir em nosso cotidiano uma atividade dessa natureza.

O segundo caminho é: o nosso cérebro não gosta de gastar muita energia, portanto ao chegar em casa depois de uma rotina intensa de trabalho e estudo, logo pensamos que precisamos descansar, que precisamos de uma recompensa pelo dia produtivo e, por isso, o nosso gatilho é ligarmos o videogame, tomarmos um vinho, comermos carboidratos ou gorduras, que nos geram rápida sensação de prazer. Todas essas atividades geram uma sensação de bem-estar imediata, porém o prazo de duração é muito curto, tornando a sua repetição mais frequente. E, com certeza, a longo prazo elas trarão consequências negativas para sua vida, como insônia e aumento de peso.

Nesse momento sabemos que nosso cérebro é brilhante, porém preguiçoso, e que criar hábitos é algo complexo e sua trajetória é cheia de empecilhos.

Daniel Goleman, um cientista da inteligência emocional, propõe que, ao ativarmos a área de linguagem no nosso cérebro, conseguimos identificar e descrever as nossas emoções, o que gera a autoconsciência.

A auto-observação nos ajuda a lidar com sentimentos conturbados, gerando pensamentos de conforto que têm como foco a superação, como, por exemplo, "está tudo bem, é só o início", "não pense nisso", dentre outros semelhantes. Para esse processo ser mais efetivo, precisamos adquirir autoconhecimento, ou seja, se queremos inserir uma atividade que não nos faz bem, a chance desse novo hábito se tornar um comportamento automático é baixa. Por exemplo, se você tem uma lesão no joelho, o *crossfit* não lhe fará bem, já um pilates pode ser algo que faça você se sentir melhor.

Outro dado importante para o processo de adquirir um hábito saudável é entender os benefícios que ele pode trazer; assim podemos voltar para esse pensamento até a atividade se tornar automática.

Agora vamos tocar em outro ponto sensível a ser considerado. Homens e mulheres inseridos em qualquer classe socioeconômica, morando em grandes metrópoles ou mesmo no interior, podem desenvolver algum tipo de transtorno psicológico, como depressão, ansiedade e bipolaridade. O transtorno mental depende de dois fatores para se desenvolver: predisposição genética e o ambiente em que estamos inseridos. Dessa forma, entendemos a importância de estarmos em um ambiente que nos faça bem e com hábitos saudáveis.

Um hábito importante a ser adquirido e que facilita a obtenção de outros é a diminuição no uso da tecnologia à noite. A tecnologia é muito positiva para nos auxiliar nas atividades corriqueiras, entretanto, tornar-se dependente do seu uso pode causar insônia, o que nos leva à falta de manutenção do organismo e ao ganho de consequências como irritação e falta de concentração.

Um hábito muito falado ultimamente em vários veículos de informação é a prática de esporte. Através dela, o nosso corpo libera a endorfina, um hormônio que nos gera sensações de prazer e conforto. Para os indivíduos que desenvolveram algum transtorno mental leve, segundo o livro "Não é coisa da sua cabeça" (2012), com quarenta e cinco minutos de atividade, três vezes por semana durante quatro meses, já se observa o mesmo efeito de se tomar antidepressivo por 120 dias, ou seja, ter um estilo de vida com atividade física incluída pode salvá-lo de um transtorno psicológico.

Vamos agora exemplificar tudo isso com dois "cases" específicos e nomes fictícios.

Case I

Sofia, 25 anos, pós-graduada, tinha uma vida socioeconômica considerada boa, família estruturada, morava no interior e mudou-se para São Paulo (um sonho desde a adolescência). Nunca considerou a possibilidade de desenvolver algum transtorno mental.

No seu primeiro ano morando em São Paulo, tudo foi perfeito. Realizava passeios culturais quase todos os dias, viveu aquela loucura de cidade grande e dormia bem (o que é um requisito para saúde mental). Já no seu segundo ano, sofreu uma mudança de rotina devido ao trabalho, tendo sua jornada profissional elevada para 10 horas por dia, acordando cedo e sem uma boa remuneração.

Essa mudança fez com que Sofia desenvolvesse transtorno depressivo. Sem convênio médico nesse período, não tinha muitas opções de ajuda, chorava quase todos os dias sentindo falta da vida que levava e chegou a ouvir muitas vezes: "mas você tem tudo, seus pais te ajudam financeiramente", "você não tem motivo para chorar".

Até que teve uma ideia: recuperar suas raízes. Lembrou-se do prazer que tinha de quando era pequena e pedalava pelo seu bairro com o irmão e então decidiu comprar uma bicicleta. No início era muito complicado, pois só conseguia percorrer curtas distâncias devido ao tempo que deixou de praticar a atividade. Até que começou a criar pequenos desafios para si mesma, criando trajetos diversos que eram acompanhados de muitos choros e reflexões. Não satisfeita, percebeu que algo faltava nessas "andadas" de bicicleta, portanto julgou pertinente colocar suas músicas preferidas durante os trajetos, mesmo que algumas músicas despertassem nela sensações de felicidade e outras de tristeza.

Quando se deu conta, Sofia estava apenas andando de bicicleta e raramente utilizava o transporte público. Assim, percebeu dois benefícios dessa atividade física: o primeiro era o dinheiro economizado nas passagens e o outro foi a alegria e o saudosismo do interior que as pedaladas e as músicas prediletas proporcionavam.

A criação de uma nova rotina foi estabelecida e em seguida veio o sentimento de liberdade e bem-estar. Iniciou academia, participava das aulas de *ballet fitness*, alongamento e, consequentemente, novas amizades.

Sofia, por contingências da vida, precisou se mudar para um bairro mais afastado do seu trabalho e saiu da academia, prejudicando a frequência de suas pedaladas e sofrendo uma lesão leve no joelho. Após realizar os exames necessários, procurou profissionais da saúde para auxiliá-la, e para sua infelicidade as pedaladas foram suspensas por um ano e meio, tendo que voltar a usar o ônibus. Nessas condições, sua autoestima começou a ser afetada.

Até que, depois de um período, com muito esforço Sofia se inscreveu em outra academia, em um local estratégico para facilitar a rotina, e passou a praticar cinco quilômetros de corrida em esteira, objetivando chegar nos 10 km. Como tinha conhecimento dos procedimentos de aquisição de um novo hábito, dessa vez foi mais fácil o processo de readaptação: ela se preocupou mais com a frequência e não com a intensidade, se atentou à calma para não se lesionar novamente e manteve seu hábito visando qualidade de vida, pois sabia a diferença que a atividade física causava na sua vida.

Segundo a OMS, o Brasil é o país mais deprimido da América Latina, com mais de 12 milhões de pessoas com transtorno depressivo; 5,8% da população sofre de depressão, taxa acima da média global, que é de 4,4%. Esses dados geram demandas reais de prevenção, o que acelera a urgência nos órgãos governamentais de incentivar a população a adquirir novos hábitos saudáveis.

Tendo em vista que já sabemos que nosso cérebro gosta de poupar energia, o que é um hábito, como é difícil adquirir um novo hábito, o que pode nos atrapalhar no processo de criar um novo hábito e a importância de uma vida saudável, vale aqui uma reflexão: será que já nos demos conta de como transtornos mentais estão latentes em nossas vidas?

Atualmente podemos perceber que a porcentagem de pessoas que desenvolvem transtornos mentais só aumenta. O estresse na cidade grande não é necessariamente o problema. O nosso corpo já criou mecanismos para lidar com ele, nossos hormônios nos salvam, mas a grande questão é o desgaste emocional e físico proveniente da grande concorrência do mercado, a alta pressão tanto do empregador quanto de si, a distância entre o trabalho e a casa, o trânsito, a poluição sonora e visual. Mediante isso, nosso corpo responde aumentando a glicose para nos dar energia, dilatando a pupila. Esse estresse crônico pode nos levar a transtornos psíquicos, e para isso não ser uma questão de estresse para você vou sugerir algumas dicas, como exercícios com regularidade, dormir bem, espiritualidade e praticar meditação (tempo para si).

Percebemos, no caso de Sofia, que o esporte foi um momento do dia dela para que pudesse estar em conexão consigo e em harmonia, conseguindo liberar os hormônios necessários para uma melhor qualidade de vida. Uma interferência como a mudança de bairro e uma lesão simples no joelho fez com que Sofia interrompesse a "prática" do hábito que já estava estabelecido.

O estudo acerca do esporte e a saúde mental é recente, teve seu início na década de 70, começando sua observação com os exercícios aeróbicos e a mudança de qualidade de vida. Os primeiros fatos constatados foram que entre 20% a 40% da população mundial tem dificuldade na hora de dormir, o que aumenta o risco de acidentes, diminui a produtividade e causa irritação. Em uma pesquisa levantou-se que em São Paulo 27,1% e 28,9% de pessoas fisicamente ativas e 72,9% e 71,1% entre os sedentários se queixavam de insônia e sonolência excessiva, respectivamente.

Várias explicações acerca do sono foram concluídas, mas falarei de uma que está altamente relacionada aos transtornos de humor. Os cientistas afirmam que o aumento do gasto energético promovido pelo exercício aumenta a necessidade de dormir para o corpo ter um balanço equilibrado e recuperar as forças para um novo dia.

A falta de sono pode gerar aumento de irritabilidade durante o dia, o que eleva a quantidade de cortisol. E isso faz com que o nosso corpo e mente aumentem a possibilidade de desenvolver algum transtorno de humor, como ansiedade e depressão.

Como já citado, o exercício físico faz com que o corpo libere endorfina e serotonina. Dependendo da intensidade, frequência e duração, pode liberar mais ou menos esse hormônio, que, por sua vez, pode reduzir os níveis de ansiedade e depressão.

Agora você já entende a importância de levar uma vida em harmonia e está convencido de que adquirir um hábito saudável é trabalhoso e dificultoso?

Para manter esse hábito que se tornou um comportamento automático também precisamos de informações. Assim como a escrita, ao aprendermos a escrever, não precisamos mais pensar que a letra "a" é uma "bolinha com cabelinho", porém hoje em dia não temos mais o hábito de escrever à mão cartas e bilhetes, pois trocamos esse hábito por escrever no bloco de notas do celular. E assim como a escrita, podemos deixar o "hábito" dos exercícios de lado quase automaticamente.

É necessário entender que o hábito é um objetivo que se transforma em rotina, levando-nos a obter alguma recompensa que serve de incentivo para permanecer na luta pela conquista do novo comportamento. Ou seja, se o seu objetivo é correr dez quilômetros, mas está correndo metade, cada vez que você se esforça mais e atinge uma distância maior que a anterior, esta se torna a sua recompensa, essa "vitória" vem com uma gostosa sensação de realização e de felicidade.

O perigo é quando conseguimos atingir o objetivo e, dependendo do seu estilo de vida e do seu ambiente, podemos facilmente mudar o hábito de correr para algo novo, como jogar videogame. Portanto, uma das estratégias é sempre mudar o objetivo – por exemplo, diminuir o tempo de corrida, aumentando a velocidade/passe ou mesmo buscando distâncias maiores. E a parte mais importante para manter-se em harmonia é a frequência da prática da atividade.

Vamos ao segundo *case* para melhor explicação.

Case II

Theo, 58 anos, professor especialista em marketing, sempre jogou bola com os amigos do condomínio. Desde pequeno o esporte estava na sua rotina. Por volta dos 47 anos sofreu uma lesão forte no menisco, rompeu o ligamento e teve seu esporte suspenso por orientação médica.

Theo ficou muito mal com a notícia, engordou e estava irritado, pois já não sabia mais como relaxar após o trabalho. No auge de sua falta de harmonia, tomou uma taça de vinho na frente de seus filhos menores, algo comum, mas que sua esposa repudiava e automaticamente ela o advertiu, gerando assim alguns conflitos entre eles dois.

Já não estava feliz com essa rotina e não sabia mais o que fazer para relaxar. Foi quando um amigo do condomínio o convidou para correr. Eles começaram a treinar na esteira e ao longo do tempo os desafios foram mudando: primeiro uma corrida de cinco quilômetros, depois uma de dez quilômetros, e quando menos percebeu a corrida já era parte de sua rotina. Posteriormente ele contratou uma *personal trainer* para ajudá-lo a correr meia maratona, mas outra lesão e uma cirurgia apareceram e novamente o médico sugeriu que Theo parasse com as atividades físicas.

Dessa vez, resolveu não parar por muito tempo e chegou à conclusão de que contratar um *personal* específico para o fortalecimento da perna faria com que o tempo longe do esporte diminuísse. Hoje sua rotina é baseada nos treinos, e por conta do trabalho acorda mais cedo de manhã para treinar e dar conta de sua rotina. Sua alimentação é balanceada para ter o peso ideal para suas corridas e não forçar o joelho.

Sempre pensou em tempo, distância percorrida, mas devido à sua idade e ao histórico médico seu *mindset* mudou. Hoje a corrida é um hábito que o ajuda a ter energia e alegria nos seus dias. Seu maior objetivo é correr até pelo menos 90 anos na São Silvestre, viver até os 120 anos com saúde e perto das pessoas que ama.

No caso de Theo, diferentemente de Sofia, este já tinha essa rotina desde muito cedo e sua automotivação aparenta ser maior, pois sempre busca incessantemente alternativas para conseguir alcançar os seus vários objetivos, tanto de curto e longo prazo, o que gera maior facilidade em manter um comportamento automático para manter sua vida de forma que se sinta bem, mostrando com isso que "cada um é cada um e não existe a receita perfeita para todos".

Sofia, por sua vez, está no início de uma criação de hábito para manter o exercício na vida dela, o que pode demandar mais esforço que para Theo. Ambos precisam vencer obstáculos, a diferença está em seu padrão comportamental; para Sofia é como se fosse a girafa que tem o pescoço menor, precisa criar habilidades, querer muitos esforços; já Theo tem uma genética propícia a essa disposição e habilidades para o esporte. Ambos com foco e determinação podem alcançar seus objetivos.

Podemos perceber que para adquirir um hábito saudável é necessário muito esforço, frequência e automotivação para se manter em harmonia. E que quando pensamos em recompensas próximas, como alcançar os dez quilômetros, podemos adquirir o hábito de fazer por vários e vários anos um esporte específico e tendo como recompensa a longo prazo o envelhecimento com saúde, mais disposição, produtividade e, o mais importante, com redução da probabilidade de desenvolver um transtorno mental.

Por fim, criar um hábito requer esforço mental, criatividade, automotivação e algumas técnicas vindas do seu autoconhecimento, podendo acarretar um comportamento novo, saudável e automático para proporcionar uma qualidade de vida em meio a tantos obstáculos que sempre surgem pelo nosso caminho.

Referências

AZARITE, Marina. **Autoconhecimento.terapia.** Perfil. Disponível em: <http://instagram.com/autoconhecimento.terapia>. Acesso em: 06 mar. 2020.

DUHIGG, Charles. **O poder do hábito:** por que fazemos o que fazemos na vida e nos negócios. Rio de Janeiro: Objetiva, 2012.

GOLEMAN, Daniel. **Inteligência Emocional:** a teoria revolucionária que redefine o que é ser inteligente. 2.ed. Rio de Janeiro: Objetiva, 2012.

MAGALHÃES, Naiara; CAMARGO, José Alberto de. **Não é coisa da sua cabeça:** o que você precisa saber sobre ansiedade, depressão e outros transtornos emocionais que atingem um em cada três pessoas. Belo Horizonte: Gutenberg, 2012.

MELLO, Marco Túlio de et al. O exercício físico e os aspectos psicobiológicos. **Rev Bras Med Esporte**, vol. 11, n. 3, maio/jun. 2005, p. 203-207.

ROSNER, Stanley; HERMES, Patricia. **O Ciclo da Autossabotagem.** 18.ed. Rio de Janeiro: Best Seller, 2009.

6. Por que as pessoas procuram uma academia e por que elas deixam?

Maria Carolina Zerbini

Com base nos meus últimos 15 anos de trabalho nos bastidores de uma grande rede de academias, são vários os motivos que tenho como exemplo para responder a essas duas perguntas, mas também é possível resumir a resposta em uma única linha, porém deixarei a resposta para o final do capítulo, para gerar suspense.

No dia em que algum gestor do segmento de *fitness* descobrir a fórmula mágica para convencer 100% dos seus clientes a renovar o plano da academia, entregará aos acionistas o objetivo mais desejado por eles, ou seja, lucro no investimento. Pois esse é o maior desafio de todas as empresas desse segmento, fazer com que o cliente renove o plano, mas não apenas isso – na verdade, o maior desafio é fazer com que o cliente tenha alta frequência na academia, pois quanto mais ele frequenta, maior é a percepção de valor na entrega de serviço, com isso o cliente não questiona o preço da mensalidade da academia.

Isso acontece com qualquer empresa de prestação de serviço e acontece conosco no dia a dia, quando você recebe um atendimento que supera as suas expectativas. Pense em algum lugar que você adora frequentar ou em algum produto que você consome diariamente; agora pense nos motivos que o fazem manter a frequência ou até mesmo consumir esse produto, independentemente do valor. Você se sente atraído e sente necessidade de consumir esse produto e de estar nesse lugar.

Você já deve ter se matriculado em uma academia e após alguns meses ter cancelado o plano; se não fez isso, com certeza conhece alguém que se matriculou e desistiu. Aliás, uma curiosidade que compartilho é que algumas pessoas pagam a academia apenas para ficar com a consciência mais leve, mas não pretendem frequentar. Essa situação acontece porque nós temos várias barreiras físicas e psicológicas para vencer o desafio do sedentarismo. Portanto, ir na academia é uma grande competição com outros eventos, como cinema, jantar com amigos, ficar em casa com as crianças, *happy hour*, etc. Você precisa ter um objetivo ou um propósito muito forte para negar todos os convites ou a preguiça e partir para a academia.

Mas eu também acredito que você deve conhecer alguém que é viciado ou adora ir na academia e não troca nenhum compromisso pelo treino de musculação ou alguma aula de ginástica. Essa pessoa encontrou o seu motivo e com certeza conquistou alguns resultados, com isso ir na academia se torna algo muito prazeroso. Posso dizer que esse prazer é bem parecido com a satisfação de ir ao *happy hour* ou a um outro programa de lazer.

O ambiente de uma academia não é tão amistoso para a maioria das pessoas, pois é complicado entrar em uma sala de musculação com várias pessoas magras e fortes, com roupas justas e barriga de fora. Você imagina que esse ambiente não é feito para você. Isso é uma grande bobagem, pois o ambiente de uma academia é feito para todos. A integração entre os clientes e professores é muito comum no dia a dia, e esse é um dos pontos-chave para se ter sucesso na jornada dentro da academia: relacionamento interpessoal.

Os motivos que levam as pessoas a procurar uma academia são os mais variados possíveis, e eles se classificam em intrínsecos (melhora do bem-estar) ou extrínsecos (melhora da aparência física). Pesquisas revelam que as razões que motivam uma pessoa a se manter a longo prazo em uma academia são os intrínsecos. Sendo assim, pessoas que frequentam a academia mais do que cinco vezes na semana são muito motivadas a se exercitar, pois buscam uma vida longa e saudável (MINDBODY, s.d.).

Pensando sobre os motivos pelos quais as pessoas deixam a academia, em primeiro lugar está o valor pago para 47% dos entrevistados. Essa porcentagem varia conforme a faixa etária: quanto mais jovens são (entre 18 a 25 anos), mais se preocupam com o dinheiro, e essa taxa chega a 51%, mas essa porcentagem cai para 43% com pessoas acima de 45 anos. Em segundo lugar, com 37% dos entrevistados, destaca-se a falta de tempo como outro principal obstáculo a ser superado para quem frequenta a academia (MINDBODY, 2019).

Em resumo, o propósito para se frequentar a academia deve ser transformador, a motivação deve ser maior do que simplesmente o objetivo de se exercitar; a pessoa que conseguir transformar sua qualidade de vida nunca mais vai querer sair da academia. Dentro dessa linha de pensamento, a recíproca também é verdadeira. O principal motivo que leva as pessoas a sair da academia é a falta de resultados transformadores em sua qualidade de vida.

Referência

MINDBODY. **2019 MINDBODY Wellness Index:** understanding the State of the Wellness Industry in America. S.d. Disponível em: <https://www.mindbodyonline.com/education/wellness-index-2019>. Acesso em: 06 mar. 2020.

PARTE III: PROFISSIONAIS ESPECIALIZADOS

7. Educação física e corrida

Décio Ribeiro Santos Junior
Joana Carrasco

Venho ao longo dos anos desenvolvendo, dentro de uma filosofia de trabalho, sempre o bem-estar de meus alunos e participando de eventos extras em academias como corridas e caminhadas.

Meu carro-chefe há mais de 15 anos sempre foi a corrida como esporte, que pratico de forma amadora [competidor] e de forma profissional, sendo professor e treinador de alunos que se interessam pelas tradicionais e pelas corridas de montanha com distâncias que podem ultrapassar as marcas de 50km, 80km, 100km ou até mais.

Em contrapartida, o esporte amador, em especial a corrida, tem conquistado muitos adeptos e apoio em diversas competições amplamente divulgadas pela mídia esportiva.

Toda essa experiência alimentou e concretizou a criação da D-Run Assessoria Esportiva, onde montei uma equipe especializada em treinamento e preparação de atletas profissionais e amadores para corridas, provas de *trekking* e competições de aventura específicos. Dada a natureza dessa atividade, cada um procura respeitar e superar seus limites, almejando a sua marca pessoal, seja contra o relógio, seja manter a forma física ou simplesmente pelo prazer de correr ou andar com os amigos, objetivando dentro dessa vida agitada que levamos nos dias de hoje uma melhoria na qualidade de vida.

Mas não é só para encontros de finais de semana que nossa equipe se reúne. A razão de ser é a participação nas várias corridas que são promovidas em diferentes cidades de nossa região, destacando algumas mais famosas como São Silvestre e a corrida Integração de Campinas. Nessas competições, a equipe D-Run já se faz presente e agora também com uma novidade, a assessoria filantrópica, prestada a atletas carentes com potencial para conseguirem um futuro no esporte, parceria consolidada com a empresa Bionexo, que vem nos apoiando desde 2011.

Já completei mais de 10 maratonas pelo Brasil e pelo mundo, e todas tiveram suas histórias, suas emoções, seus receios e as frustrações também. Completar a distância é um grande desafio, que exige disciplina, dedicação e amor ao esporte. Os 42.195m podem trazer muitas sensações, como ansiedade, alegria, choro, sofrimento, euforia, dor, paixão, loucura, medo, satisfação, prazer. Mas nada se compara à emoção de finalizar a prova. E o melhor de tudo é cruzar a linha de chegada no tempo que você sonhou e lutou durante os treinos para conquistar. Todo ano desenho um novo desafio na corrida. Sou louco? Pode ser que sim, ou talvez eu apenas seja mais um dos tantos maníacos por maratonas. Até porque depois das maratonas surgiram as ultramaratonas, as corridas de aventura, onde ficamos horas remando, horas perdidos no meio do mato, pedalando por estradas e trilhas sem fim, navegando ou perdidos, procurando o caminho certo através das cartas cartográficas, cruzando a linha de chegada após 100km, 250km, 300km ou até mesmo 500km ou mais – muitas dessas provas realizei com todo meu amor e dedicação. E no meio disso tudo vieram então as corridas de montanha, e como eu já era conhecido como louco e destemido, já parti para uma ultramaratona de 166km nos alpes da Europa, a hoje mundialmente conhecida UTMB – *Ultra Trail Tour du Mont Blanc* – com base na cidade de Chamonix, na França. De lá para cá não parei mais e continuo servindo de inspiração e exemplo para muitos alunos, amigos e até conhecidos por esse Brasil afora que vêm de uma forma ou de outra pedir dicas e orientações em busca dessa conquista também.

A atividade física mudou minha vida? Sim, com certeza. Segue mensagem de uma aluna:

> *Troquei remédios, dores nas costas e a artrose crônica pela corrida. Tudo isso começou em 2009, época em que mal conseguia andar. No início, corria por duas quadras e caminhava uma. Aumentei de duas para três, três para quatro. Quando vi, já tinha fôlego para os 42km, mesmo com idade avançada [48 anos]. Lógico, antes disso, participei da São Silvestre, em 2011, e de algumas meias maratonas. Encarei minha primeira maratona em 2013, no Rio. A cada quilômetro que vencia, me lembrava das dores do tempo de sedentária, que me fizeram chegar até a dormir no chão por não encontrar uma posição confortável na cama. Correr se tornou algo fundamental para mim. Uma coisa que me encheu de vida e energia. E para quem acha que a idade é motivo para não se propor desafios, a vovó maratonista está aqui para dizer que é possível. Mais do que tentar, você deve vencer seus limites.*

Existe um texto que já teve grande circulação em redes sociais escrito por Nilson de Paula Lima que demonstra muito o que é a sensação de um corredor:

E se eu pudesse dar um único conselho a você, seria: não corra. Correr é um ato de loucura. Se você começar, vai perceber que: seu corpo vai doer, suas pernas vão cansar, seus pulmões irão sentir a gana por oxigênio, seus pés serão maltratados e as unhas irão cair. Não corra. Se você começar a correr, vai perder as baladas de sábado com os amigos. Vai sair de casa no frio, sua pele vai arrepiar e, ainda assim, não terá vontade de voltar para a cama. Não corra.

Não seja como esses doidos que percorrem ruas, calçadas, parques e trilhas, respirando ofegantes, com viseiras coloridas, fones nos ouvidos e relógios controladores de tempo e de distância. Correr é um vício perigoso. Você vai falar uma linguagem estranha, seu vocabulário será inundado de palavras como paces, longões, fartlek, altimetria, regenerativo, canelite e endorfina. Seus amigos e familiares não entenderão quando você falar que "quebrou naquela prova", e ficarão apavorados quando você disser que "deu 12 tiros no treino de ontem".

Quando você menos perceber, seu guarda-roupas terá mais shorts, calções e camisetas do que roupas de "pessoas comuns". Corredores são pessoas estranhas, que comem sem medo, bebem sem culpa, que correm dezenas de provas durante um ano, não ganham nenhuma, mas festejam cada uma delas como uma conquista olímpica. Corredores são loucos, confie em mim.

Correr vai trazer a sensação de que você é capaz de ir sempre mais além. Correr vai fazer você conhecer pessoas loucas que começaram a correr e se tornaram viciados, daqueles que falam com desconhecidos no meio de uma corrida. E, veja só: eles ajudam estranhos, incentivam pessoas que nunca viram antes a continuar correndo.

Estes viciados não deixam os outros largarem do vício. Corredores colecionam medalhas, possuem um corpo magro, uma mente saudável, fazem amigos de infância a cada prova que disputam. Corredores são pessoas felizes, e isso (aaah...), isso é um grande perigo para a sociedade. Então, acredite em mim: não corra. Não corra o risco de se tornar um viciado incurável ou uma pessoa que possui a felicidade genuína. Não corra o risco de se tornar alguém melhor a cada dia.

Para entender um pouco mais sobre o que podemos chamar de treinamento, vou recordar um pouco da minha infância. Desde a fase de "moleque" com as brincadeiras de rua, como guerra de mamonas e bolinhas de gude, a competitividade sempre esteve presente em minha vida. Sempre fui competitivo comigo mesmo, meus amigos de rua, meus amigos de escola, meus primos, enfim, a guerra por vencer sempre foi uma obsessão, e acredito que desde então sempre tive esse espírito de vencer, e para vencer eu tinha que treinar mais e mais para sobressair aos meus amigos e adversários. E no caso específico da corrida, já em um segundo momento, na fase da adolescência, eu já era apaixonado pelo esporte em geral, onde jogava quase de tudo um pouco desde sempre. Fiz escolinhas de futebol, voleibol e de atletismo, é claro, e até por clubes das cidades por onde vivi. Por volta dos meus 15 ou 16 anos, na cidade de Jacutinga-MG, tive a oportunidade de fazer um jogo teste contra as categorias de base do Palmeiras, jogando na minha categoria e posteriormente na categoria de cima, devido ao meu ótimo condicionamento físico. Posteriormente passei em um teste realizado no São Paulo Futebol Clube. Mas, na época, minha mãe não deixou dar continuidade no processo e meu sonho foi por água abaixo. Mas para chegar a esta parte onde tinha que ter desenvolvido a habilidade motora mais específica que era jogar futebol, e obter todas essas habilidades alinhadas como passe, chute, domínio de bola, eu tinha não só a corrida como base na minha preparação, assim como demais outras capacidades, como corridas intervaladas e treinos longos para uma maior condição aeróbica. E na fase um pouco mais à frente, por volta dos meus 18 anos, já tinha abandonado o sonho de ser jogador, porém mantive meu bom condicionamento, tendo como base a corrida.

Fui então servir o Exército no tiro de guerra 02-001 na cidade de Amparo-SP durante um ano. E lá tinha um pouco de atividade física durante a instrução que era nos passada e havia um teste chamado TAF [teste de aptidão física] com uma sequência de abdominais, flexões de braço, barras, agachamentos e a corrida. Conclusão: fui campeão geral do TAF de 1990 e gostaria de comentar que passei praticamente por todos os tipos de treinamento. Após esse ano, veio a faculdade, onde, por pressões familiares, eu estava me matriculando em Odontologia na cidade de Bragança Paulista. No meio do caminho consegui convencer meu pai, pois disse que minha paixão era o esporte. Fui parar na Faculdade de Educação Física da Pontifícia Universidade Católica de Campinas, onde me formei em 1994. De lá pra cá nunca mais parei de praticar esporte, principalmente a corrida.

Simplesmente, sim, nascemos para correr... quando paramos para pensar ou lembrar da nossa infância, ou de muito tempo atrás, onde os livros de histórias da humanidade nos levam? Deparamos com um ser humano muito diferente do que somos hoje. Diferente pois estávamos muito mais conectados com toda a nossa essência do que estamos nos mundos de hoje.

Antigamente, quando não existiam recursos e nem tecnologia para a maioria das pessoas, nós naturalmente usávamos nosso corpo para nos levar para aonde queríamos ir, rodávamos quilômetros e quilômetros de cidades a cidades, ou para buscar alimento, ou para fugir do perigo, ou simplesmente porque era algo NATURAL para o ser humano se locomover com o próprio corpo e com a sua energia. Até nossa alimentação era para buscarmos e termos cada vez mais energia para nossas necessidades naturais e essenciais.

Voltando um pouco mais para a modernidade, quando crianças ainda não utilizavam patins, skates, bicicletas ou qualquer eletrônicos, o que era a atividade que mais se fazia quando criança? Sim, CORRER!!!!

Correr sempre foi divertido, sempre usado nas brincadeiras mais divertidas e nas que uniam mais os amigos. Sim, correr era algo que fazíamos sem pensar e estávamos correndo desde os primórdios do nosso ser!

Correr, portanto, é algo que nós nascemos para fazer! Quanto mais corremos e aprendemos sobre a corrida, mais natural ela se torna em nossas vidas e mais dependente dela nos tornamos, pois ela é a nossa essência!

Hoje a ciência confirma aquilo que há milhares e milhares de anos as pessoas já viviam e deixaram de ir vivendo com a inserção da tecnologia no mundo, e por isso hoje todos buscam retroceder para uma vida com um estilo saudável novamente, com alimentação e exercícios diários para a melhora da saúde em uma forma global, biopsicossocial.

Então por que hoje existe tanta gente que se machuca fazendo exercícios e até mesmo correndo?

Porque a humanidade retrocedeu, e já há alguns anos vive de forma muito diferente da sua essência. E a volta à sua essência deve acontecer de uma forma gradual.

Fazendo uma analogia, hoje se uma criança nasce no meio da floresta e por lá ela vive, ela vai viver desde criança em sua essência e vai virar um adulto que permanece nessa essência correndo e se exercitando com seu corpo e terá uma velhice dentro dessa essência da mesma forma e com toda certeza não se lesionará como uma criança que nasceu e os pais não deixaram ela nem engatinhar direito porque tem medo de pegar um resfriado ou não vai deixar brincar de corrida nas ruas pois a violência está demais, ou não vai deixar brincar correndo dentro de casa e vai dar um tablet, pois não quer saber de barulho e incômodo. Essa criança será um adulto que com sorte fará uma academia pegando pesos e andando na esteira ou de bicicleta no condomínio e quem sabe um dia aprenda a correr no parque com uma assessoria esportiva e descubra que ama a corrida, pois é ela que vai reconectá-la com seu próprio ser!

Mas até ela descobrir isso já terão se passado anos e anos da sua vida onde ela não exerceu esse hábito e, portanto, sempre terá que ir aos poucos, pois seu corpo ainda não está acostumado com o movimento, e isso sim pode levar uma pessoa a se lesionar: a falta de hábito em praticar algo.

Mas a partir do momento em que seu corpo se acostuma, ele começa a se conectar novamente com essa essência, e a corrida então começa a ser uma necessidade!! Começa se se tornar algo prazeroso, algo que faz você se sentir vivo e feliz, pois você começa a entender que ela e você são uma única coisa!

Felizes os que nascem correndo e nunca param! Pois esses com certeza compreenderam desde cedo o prazer da corrida!

Felizes os que não correm, mas algum dia em sua vida podem ter a oportunidade de se reconectar com a corrida e ter esse mesmo sentimento!

Felizes os que entendem um dia que nasceram para correr!!!!

O começo do treinamento

Não tem como começarmos a falar de corrida propriamente dita, de uma forma mais técnica, sem antes explicarmos a lógica do treinamento físico e seus princípios biológicos.

O treinamento físico é uma repetição sistemática de movimentos que produzem reflexos de adaptação morfológica e funcional, com o objetivo de aumentar o rendimento num determinado espaço de tempo (BARBANTI, 2001, p. 3).

Princípios do treinamento físico

Para Barbanti (2001), o treinamento físico é baseado em três princípios biológicos: o princípio da **sobrecarga**, o princípio da **especificidade** e o princípio da **reversibilidade.**

No primeiro princípio, as mudanças do corpo ocorrem quando a carga é suficiente para causar uma ativação de energia e mudança nas células relacionada à síntese de novos tecidos.

A construção desse princípio tem variáveis como intensidade e volume, que discutiremos durante nosso capítulo. Quanto mais próximos os valores dessas variáveis, que agem de forma coerente na capacidade de cada indivíduo, acontece o processo de adaptação do organismo.

Todo treinamento físico tem efeito específico no desenvolvimento das partes do corpo e do sistema energético utilizado no desempenho de determinada atividade. Quando a solicitação ultrapassa um certo limiar aparecem modificações morfológicas e funcionais em órgãos, células e estruturas intracelulares envolvidos na realização da atividade física. E essas mudanças, de acordo com o estímulo ao qual o indivíduo foi submetido, chama-se Lei da Qualidade do Treinamento. Por isso, a prática de uma atividade física produzirá uma adaptação para correr, outra para nadar e assim por diante.

Já no princípio da reversibilidade podemos ver que as mudanças corporais conseguidas pelo treinamento físico passam por um período de transição. As mudanças funcionais e morfológicas adquiridas retornam aos estados iniciais na mesma velocidade de aquisição.

Modalidades de corrida e suas reações orgânicas

Existem várias modalidades de corrida no atletismo: 100m, 200m, 400m, 800m, 1,5km, 3km, 5km, 10km, 21,1 km e maratona (42 km).

As provas mais comuns de corrida, das quais a maioria de nosso público participa, são de 5k e 10k, meia maratona e a famosa maratona.

O sistema aeróbio, chamado oxidativo e predominante, deve ser estimulado com prioridade nos treinos. Porém, os dois sistemas de fornecimento de energia, anaeróbico lático e anaeróbico alático, têm um papel secundário na demanda de energia da modalidade e eles devem ser utilizados de forma parcial na preparação de nosso aluno/atleta.

Entre as várias e tradicionais distâncias de corrida, podemos citar a de 5km como aquela que todo aluno gostaria e deve começar. Qualquer ser humano, passando um processo de treinamento físico global, depois para um específico, tem condições de correr 5km de forma confortável e saudável. Digo isso porque já vi, já treinei e acompanhei alunos acima de 100kg completando essa distância sem problema algum.

Só que aluno não quer parar por aí, ainda mais quando está com um trabalho sério, focado em perder mais peso e melhorar mais sua qualidade de vida: ele vai atrás dos 10km, 15km, e alguns buscam voos mais altos com a meia maratona e até mesmo a tão almejada e mítica maratona de 42km.

O aluno ou praticante da corrida, ou mesmo quem está iniciando, não precisa correr todos os dias e muito menos passar por treinamentos mais fortes e exagerados. Logicamente que tudo tem uma sequência, variando de 3x por semana com distâncias e intensidades no treino. Isso vale também para provas de 5km e 10km, principalmente. A partir do momento que esse aluno descobriu os prazeres da corrida e percebe que muitas mudanças em sua vida aconteceram, como perda de peso, ou até coisas do dia a dia, como subir escadas do seu prédio, do seu trabalho, ele vai em busca de um algo a mais, como baixar seus tempos, se desafiar com amigos e até mesmo disputar distâncias maiores.

Temos que ficar atentos com essa evolução de cada aluno/corredor, para que esse prazer, essa prática, não vire uma frustração, uma decepção em sua vida. Então alguns cuidados, como descanso, alimentação e treinos orientados, irão ajudar muito para o sucesso, assim como uma vida longa no mundo da corrida.

Tanto para provas mais curtas de 5km e 10km quanto para as maiores, o respeito pelo seu corpo e o treinamento correto, com educativos de corrida (veremos logo à frente), farão com que você passe por uma evolução e perceba a grande importância de tudo isso.

Particularidades de cada um, como patologias de joelho, tornozelo, entre outras, precisam ser analisadas, estudadas e daí seguimos para a melhor orientação possível para cada um de nossos alunos corredores.

Dentro de uma metodologia, existem dois tipos de treinamento de corrida: método contínuo e método intervalado. Em cada um deles temos muitas variáveis, e dentro de cada método existem suas particularidades, podendo servir para cada nível de nossos alunos.

Lembrando que não existe uma receita de bolo, ou seja, que esse método ou aquele outro servirá perfeitamente para você, para seu amigo e para todos de maneira geral.

Não podemos afirmar qual método é melhor para a prescrição do treinamento de corrida, mas, sim, podemos fazer uma prescrição adequada de cada um dos métodos.

Método contínuo

Segundo Weineck (2003), o método contínuo é caracterizado por exercícios de longa duração sem interrupção e predominância do volume sobre a intensidade. Deve ser utilizado principalmente no período inicial da preparação do treinamento. Tem como aplicação objetiva a economia do sistema cardiovascular, o aumento do metabolismo de lipídios e a regeneração das reservas de glicogênio, melhorando no organismo a estabilização do aumento de rendimento alcançado (EVANGELISTA, 2010).

Dentro deste método, temos muitas variáveis, como:

- ✓ Método contínuo constante
- ✓ Método contínuo crescente
- ✓ Método contínuo crescente/decrescente
- ✓ Método contínuo variável
- ✓ Método contínuo constante/crescente

Porém, alguns deles são indicados para alunos intermediários e avançados, devido a uma certa adaptação ao treinamento e por ter um início já com intensidades (velocidades) maiores. Isso iria causar um desconforto, assim como uma fadiga precoce, aos alunos iniciantes.

Para alunos que já estão correndo 10km e 21km, por exemplo, com certeza estão aptos a participar de todas as variantes, principalmente no método contínuo decrescente/crescente, assim como método contínuo decrescente e outros, como o contínuo constante decrescente.

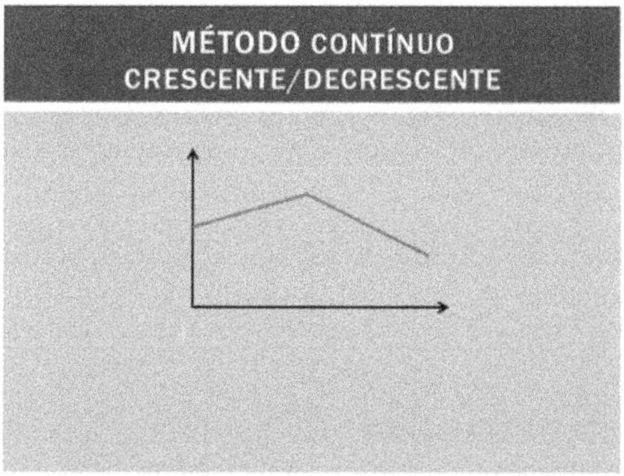

Figura 7.1. Gráfico frequência cardíaca x tempo: método contínuo crescente/decrescente.
Fonte: MONTEIRO; LOPES, 2009

Neste exemplo a intensidade aumenta e diminui de forma gradual.

Exemplo: começa em uma velocidade de 8km/h e vai aumentando a intensidade em 1km/h a cada 5' durante 20' ou 30', depois diminui-se 1km/h a cada 5'.

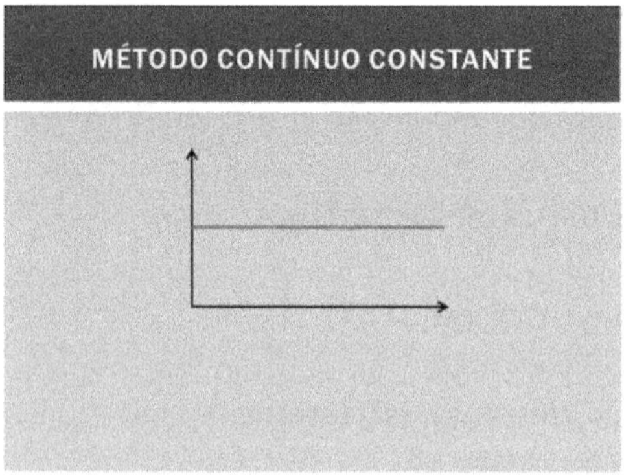

Figura 7.2. Gráfico frequência cardíaca x tempo: método contínuo constante.
Fonte: MONTEIRO; LOPES, 2009

Neste método de exercício procura-se manter a intensidade durante toda a realização do exercício.

Exemplo: correr a 10km/h do começo ao fim da atividade.

Método intervalado

A aplicação deste método permite ao aluno/atleta melhorar sua capacidade aeróbica por meio da hipertrofia cardíaca [fases de estímulo] e aumentar a cavidade cardíaca durante a fase de recuperação. Essas adaptações favorecem o consumo de oxigênio e, dependendo do estímulo (mais curto e intenso), aumentam a capacidade anaeróbica (EVANGELISTA, 2010).

Este método, quando comparado ao método contínuo e suas variáveis, permite a aplicação de um maior volume de carga para intensidades mais elevadas no treino aeróbio (EVANGELISTA, 2010).

Este método intervalado tem como foco aprimorar a resistência por meio de adaptações cardíacas específicas, como da capacidade de esvaziamento e enchimento do coração e diminuição do risco no desenvolvimento de doenças cardíacas (EVANGELISTA, 2010).

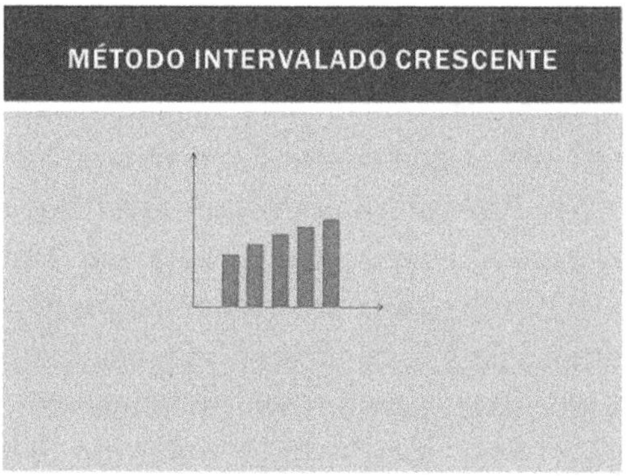

Figura 7.3. Gráfico frequência cardíaca x tempo: método intervalado crescente.
Fonte: MONTEIRO; LOPES, 2009

Nesse tipo de treino aumenta-se o volume ou intensidade na realização do exercício.

Exemplo: alteração no volume, correr 1x200m, 1x250m, 1x300m, 1x350m, 1x400m com 70% da velocidade máxima.

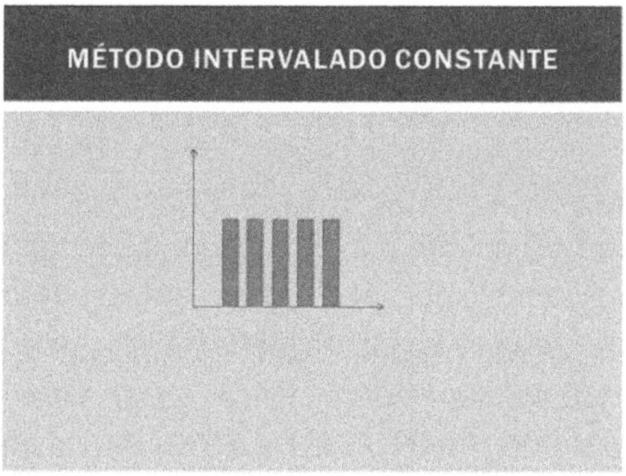

Figura 7.4. Gráfico frequência cardíaca x tempo: método intervalado constante.
Fonte: MONTEIRO; LOPES, 2009

Neste exemplo procura-se manter a intensidade, a distância e a pausa durante toda a realização da atividade.

Exemplo: correr 6x200m a 80% da velocidade máxima com pausa de 1' de recuperação.

Devemos levar em consideração os mais variados níveis de condicionamento de cada indivíduo para abordar e elaborar uma sessão de treinamento.

Dentro de uma sequência de montagem de treinamento para corrida, temos que montar uma lógica para que tudo possa fluir da melhor forma possível. Começando com um aluno do zero, ou até mesmo um intermediário e até mesmo um aluno já avançado e consolidado, temos que ajustar o seu volume de treino semanal e depois mensal. O seu volume representa a quilometragem que irá percorrer durante a semana ou mês. E quantas vezes por semana? Para isso também temos que levar em consideração o nível de nosso aluno/corredor, pois a grande maioria não tem condições físicas estruturais para correr dois dias seguidos, ou mesmo cinco ou seis vezes na semana. E quando passa para um nível mais avançado, e já começa a fazer treinos intervalados, mais fortes, as séries desse treino, assim como suas repetições, terão que ser minuciosas para não levar a um desgaste curto e rápido, acabando assim com o treino de seu aluno. O descanso aqui será fundamental para o sucesso do treino, podendo ser ativo ou passivo.

Respeitando a necessidade de cada aluno, aplicam-se os métodos contínuo e intervalado e/ou a mescla de ambos dependendo da fase de cada aluno e de seu nível de condicionamento.

Elaboração e prescrição de treinamento de corrida

Iniciantes

Podemos classificar como iniciante o aluno que nunca tenha tido experiência com o treinamento ou, ainda, aquele que esteja inativo há alguns anos. O praticante iniciante é extremamente sensível às adaptações causadas pelo exercício. Nesse tipo de praticante, a melhora das capacidades físicas chega a até 40% em um período de quatro semanas de treino (EVANGELISTA, 2010). Atividades de caminhadas de cinco a seis quilômetros são as mais indicadas para o aluno iniciante no começo da preparação. A corrida deve ser inserida aos poucos e, do meio para o final dessa fase inicial, deve-se começar a preparação para provas de corrida mais longas, tipo 5km e 10km.

Intermediários

Alunos neste nível são aqueles que possuem seis meses, pelo menos, de experiência de treinamento. As adaptações oriundas do treino ainda são evidentes, e esse tipo de praticante pode evoluir até 20% em um período de até dois anos. Praticantes intermediários estão aptos a participar de provas de 10km com certa facilidade.

Recomenda-se o início da preparação para provas mais longas, como de 15km e meia maratona.

Avançados

Indivíduos avançados são aqueles com anos de treino e que já executaram a maior parte dos exercícios disponíveis, vivenciando todas as suas variáveis. Seu treinamento deve ser periodizado, com alteração frequente dos métodos. Atletas avançados já estão aptos a participar de meia maratona e maratona. No caso da maratona, recomenda-se uma prova a cada seis meses devido ao alto desgaste físico e mental.

Deve-se ter muito cuidado em relação às variáveis de treino. O volume e a intensidade devem ser manipulados constantemente. Esse cuidado deve ser mantido durante todas as fases da sua periodização.

Aprendizagem da técnica e a importância dos educativos para a melhora da performance de corredores

A técnica da corrida é bem simples, mas temos que lembrar que, para caracterizar a corrida, é preciso ter sempre a chamada fase aérea. Com movimentos simples e ritmados você já está correndo. Os braços movimentam-se alternando no sentido ântero-posterior, mantendo um ângulo aproximado de 90 graus. Já os membros inferiores terão uma fase de impulsão pela perna posterior que, em contato com o solo, é estendida e projeta o corredor à frente.

Durante a fase aérea a perna anterior é projetada à frente e, com o objetivo de uma melhor amplitude da passada, o joelho é flexionado. Basicamente correr é isso, mas por que vemos tantos corredores correndo de forma errada?

A resposta é bem simples: correr pode parecer fácil, mas não é. E por ser uma atividade habitual, a maioria das pessoas acha que já sabe correr ou que a corrida é simplesmente uma caminhada com uma velocidade mais rápida, o que é na verdade um grande erro. Em função disso, cada vez mais estamos vendo pessoas correndo, mas com uma mecânica muito longe do ideal para a prática da corrida de forma correta, eficiente e segura. E é nesse ponto que a aprendizagem da técnica da corrida se torna um dos pontos mais importantes para os corredores amadores, pois permitirá que eles possam correr mais rápido e por mais tempo, com uma economia de energia e consequentemente diminuindo o risco de lesões.

Entre os erros mais comuns na corrida podemos destacar: correr saltando, correr sentado, exagerar nos movimentos dos membros superiores à frente do corpo, inclinar o tronco à frente, exagerar na rotação do tronco, assim como pouca ou nenhuma elevação dos joelhos.

Exercícios educativos

Eles devem serem utilizados basicamente para melhorar a economia de corrida do aluno/corredor. Devem ser aplicados na fase inicial do treinamento e com regularidade principalmente para os iniciantes, para uma melhor memorização e aperfeiçoamento.

Dribling

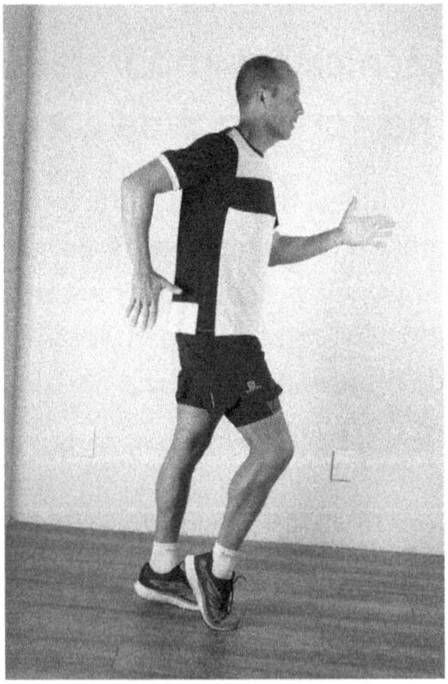

Figura 7.5. *Dribling*

É uma corrida rápida com uma amplitude da passada diminuída. Uma perna deve se manter semiflexionada, com o joelho formando um ângulo de 35 graus e a ponta do pé apontando para o solo; já a outra perna deve ficar estendida com o calcanhar apoiado ao solo. Melhora a coordenação do complexo pé-tornozelo e a consciência corporal.

Skipping

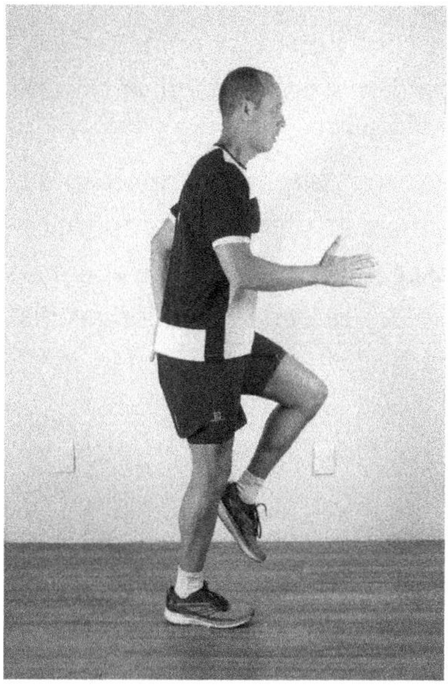

Figura 7.6. ***Skipping*** baixo

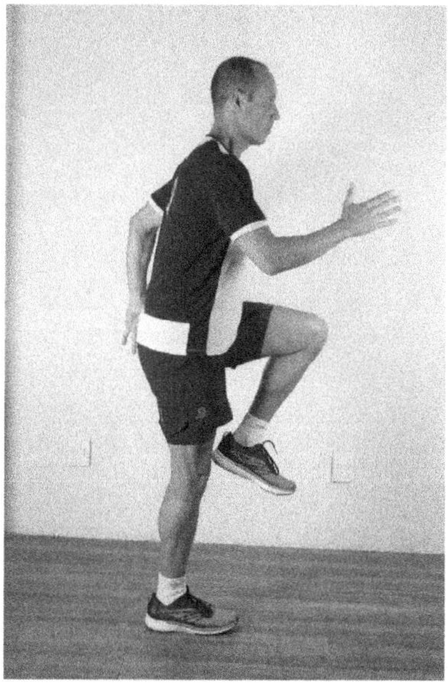

Figura 7.7. ***Skipping*** alto

Eleve os joelhos alternadamente em velocidade até formar um ângulo de 90 graus com o tronco [*skipping* alto], conforme figura 7.7, ou eleve os joelhos até formar um ângulo entre 50 e 60 graus com tronco [*skipping* baixo], conforme figura 7.6. O pé deve subir na linha da perna com a ponta do pé apontando para o solo.

Fortalece os músculos da coxa, trabalha a impulsão das pernas, melhora a coordenação, aumenta a frequência da passada e proporciona maior controle sobre os impactos na fase de aterrissagem. Normalmente o *skipping* alto é mais utilizado por velocistas e o *skipping* baixo por corredores de longas distâncias

Hopserlauf

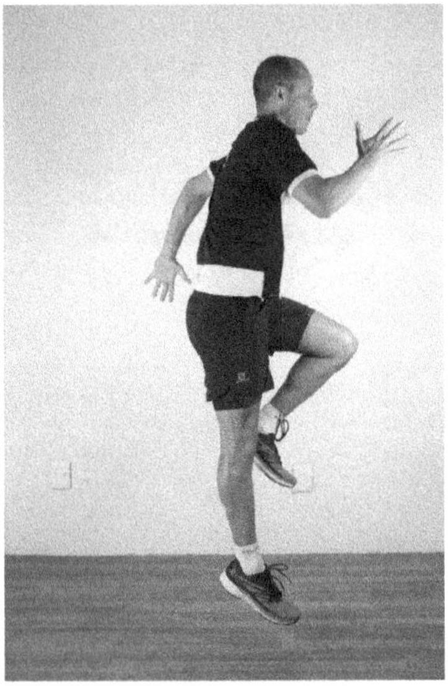

Figura 7.8. *Hopserlauf*

Chamamos normalmente de "passear no bosque", a perna de apoio dá impulso verticalmente dando a impressão de um salto, enquanto a outra é elevada, semiflexionada a um ângulo de 90 graus, com a ponta do pé voltada ao solo, conforme a figura 7.8. Melhora a coordenação motora entre braços e pernas e proporciona melhor elevação do joelho durante a fase de decolagem.

Hop

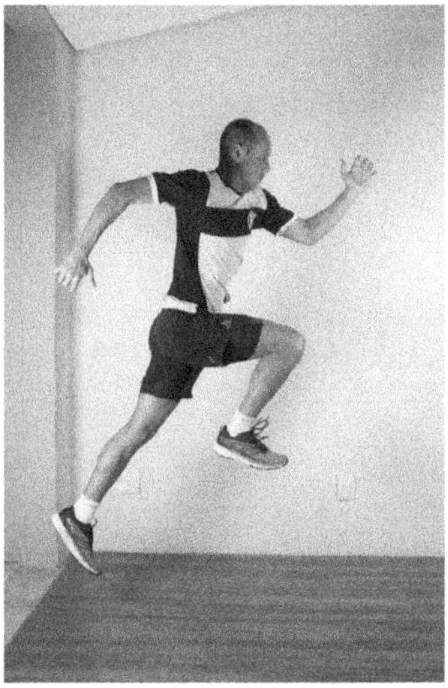

Figura 7.9. *Hop*

Como se fosse uma caminhada em ritmo um pouco mais rápido, a perna estendida dá impulso à frente, dando a impressão de um salto, enquanto a outra perna é elevada, semiflexionada a um ângulo de 90 graus, com a ponta do pé em direção ao solo conforme figura 7.9. Melhora a coordenação motora e a amplitude da passada, o que proporciona uma coordenação dos movimentos técnicos da corrida.

Anfersen

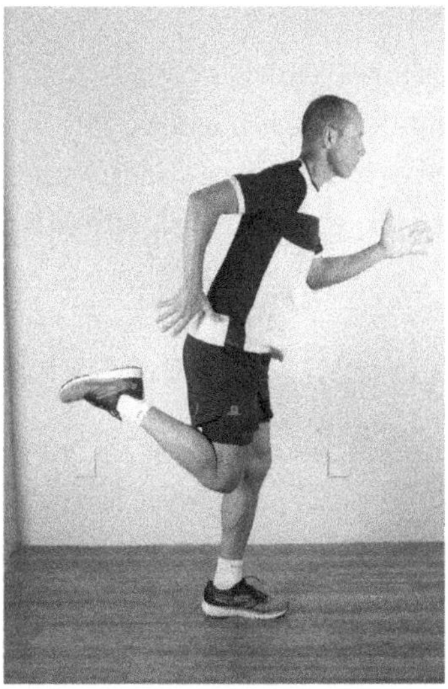

Figura 7.10. *Anfersen*

Ligeiramente com o tronco inclinado à frente, eleve o calcanhar em direção aos glúteos. No momento em que o calcanhar tocar o glúteo, o joelho deve estar apontando para o solo, conforme figura 7.10. Fortalece os músculos posteriores de coxa, alonga o quadríceps e melhora a coordenação, gerando um movimento descontraído e de grande frequência gestual.

Kick out (soldadinho)

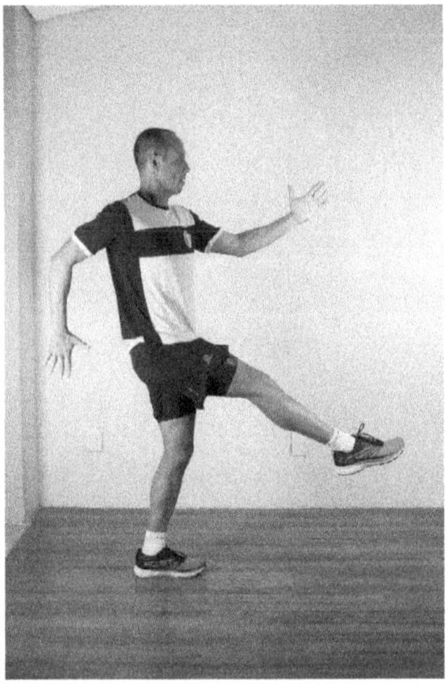

Figura 7.11. *Kick out* (soldadinho)

Mais conhecido como soldadinho, é uma corrida rápida com joelho estendido e o movimento de braços alternando ao das pernas conforme figura 7.11. Melhora a amplitude da passada, assim como melhora também a consciência corporal e aumenta a frequência de movimentos sem alterações significativas na postura.

Treinamento de força aplicado à corrida

Falo sempre para meus alunos que a musculação em si, ou trabalho resistido, é a base para todos os esportes. Sem ela perdemos força geral, como força pura, força explosiva e resistência de força. Ou seja, se queremos praticar algum esporte bem feito, seja ele coletivo ou individual, o treinamento de musculação é fundamental para o nosso sucesso, respeitando as particularidades de cada modalidade, e a corrida não poderia ficar de fora. Ainda nos dias de hoje encontramos atletas amadores e profissionais resistentes à prática, porém temos muitos trabalhos científicos comprovando o contrário, bem como a eficiência e a melhoria dele.

A corrida oferece muitos benefícios. Podemos citar alguns como principais, vivenciados na prática, tais como: diminuição de lesões, melhora na performance e grande redução do tempo de recuperação pós-treino.

Ressalto que o trabalho de força para nós corredores deve ser complementar, com intuito de sempre ajudar e não de atrapalhar. Por isso, é necessária uma boa conversa entre professor e aluno para uma montagem na escala semanal e mensal do treinamento, visando trazer ótimos frutos para todo o planejamento.

Seguem algumas dicas de como podemos trabalhar e colocar em prática esse treinamento do aluno/corredor. Em um período de base, podemos fazer um trabalho de força, com mais força mesmo, em um período específico, depois mais potência para otimizar a performance. Dentre os erros mais comuns estão não dar ênfase ao treinamento de força para os membros inferiores, e sim para os superiores, e não realizar os exercícios com as cargas certas e nas amplitudes de cada movimento.

Na modernidade dos dias atuais, está cada vez mais evidente a inserção de exercícios adaptados aos gestos específicos de cada esporte – e, no caso da corrida, também fazemos o mesmo. Com isso, cada modalidade esportiva tem um tipo de combinação ou combinações de forças que podem ser adaptadas ou não para a execução perfeita do gesto esportivo (EVANGELISTA; MACHADO, 2010).

Normalmente surge esse tipo de questionamento: será que para a realização do treinamento de força é necessária a presença em tempo integral do treinador para o treinamento do corredor? Acredita-se que sim, pois dessa forma evitaremos riscos de lesões e a redução do tempo de recuperação entre as sessões de treino, criando uma base necessária para o treinamento de força e suas variáveis durante o treino, além da motivação e do incentivo ao atleta em treinamento.

Dentre suas particularidades e variações, o treinamento de força ou musculação em si deve ser realizado de duas a três vezes por semana, tendo como objetivo final que nosso aluno/corredor corra mais rápido.

Corrida e a importância dos exercícios funcionais

Antigamente não ouvíamos falar neste termo: funcional. Para que serve? Como funciona? Por incrível que pareça, o treinamento funcional é bem antigo, porém conhecido e utilizado pela maior parte dos atletas de alto rendimento.

O treinamento funcional vem para complementar o nosso nível de raciocínio do SNC [sistema nervoso central] e para melhorar e aprimorar o gesto motor de forma específica.

Atualmente essa prática vem se aprimorando com cursos, *workshops*, jornadas de um dia em grupos mais restritos e assim ganhou espaço em academias, *studios*, parques e clubes para modalidades coletivas e individuais.

Hoje em dia vemos a sua aplicabilidade para o condicionamento físico geral, podendo ser aplicado para qualquer indivíduo, sem restrição de nível, para qualquer objetivo. Vemos na prática treinos adaptados para crianças, idosos, obesos, gestantes e em outro nível para atletas de alto rendimento.

Normalmente seus movimentos não são realizados de forma isolada de um grupo muscular e ou articulação, e sim uma mistura de ambos, procurando estabilizar o movimento gerado e melhorar a adaptação do exercício.

Como podemos utilizar o treinamento funcional? Em primeiro lugar, temos que respeitar os princípios do treinamento e as regras de periodização sempre dentro da característica de cada aluno/corredor. Posteriormente, pensamos de forma mais singular e lógica sobre como esse treinamento funcional realmente pode ajudar positivamente na prática.

Assim como na corrida, temos que tentar uma sequência lógica de etapas para que esse treinamento possa suprir e ter efeito positivo nas sessões de corrida.

Em uma primeira fase, a **aprendizagem**, o objetivo principal é a assimilação dos movimentos, procurando diminuir ao máximo a fadiga na hora da execução do exercício.

Logo na sequência vem a fase do **aperfeiçoamento**, onde o aluno/corredor começa a estabilizar os movimentos de forma mais segura e estável.

E por último, a **otimização**, onde o aluno/corredor já consegue um movimento seguro e perfeito, com um padrão de excelência na execução técnica do exercício. Ele já tem a percepção, durante a corrida, que fez um erro e como corrigi-lo.

Outro nome que está bem na moda da atividade física em geral é o *core*, os chamados exercícios de fortalecimento da região do abdômen que podem ser iniciados com as pranchas [dorsal, ventral e lateral], passando primeiramente para execuções isométricas estáticas e, posteriormente, evoluindo para execuções dinâmicas. Esses exercícios são mais utilizados na fase da aprendizagem do aluno/corredor.

Outros exercícios que podem desenvolver a força do seu aluno/corredor de forma dinâmica, como agachamento com avanço priorizando o ganho de força de membros inferiores, acontecem na fase do aperfeiçoamento. Podem ser utilizados bancos e *steps* nesses educativos para completar os exercícios.

E exercícios com saltos simples, positivos e negativos, que ajudam no desenvolvimento da potência de força, são chamados de pliometria e são realizados na fase da otimização.

Muitos treinadores aconselham fazer os exercícios funcionais sempre antes da parte principal do treinamento de corrida.

Porém, particularmente, eu acredito que possam ser utilizados após o treinamento de corrida sim, assim como após um treinamento de musculação. Digo isso porque temos que respeitar e analisar a periodização e o nível de cada aluno, bem como a intensidade do treino da corrida e os graus de dificuldades, séries e repetições dos exercícios funcionais.

Por exemplo, se meu treino de corrida é intervalado, onde o aluno tem que otimizar e ter energia para render no treinamento, posso colocar um pouco de treinamento funcional no final do treino, porém com exercícios de pouca complexidade, com intenção de manter e/ou melhorar o gesto técnico, ou estabilidade, com pouco tempo de duração, para não ter perda de energia e nem risco de lesão. E o caso pode ser invertido também, como, por exemplo, fazer um treino de ritmo na corrida com intensidade e volume baixos, para que na metade ou final do treino possa realizar um treino funcional mais complexo, com duração maior, exigindo assim mais energia e concentração do meu aluno/corredor.

Exercícios funcionais

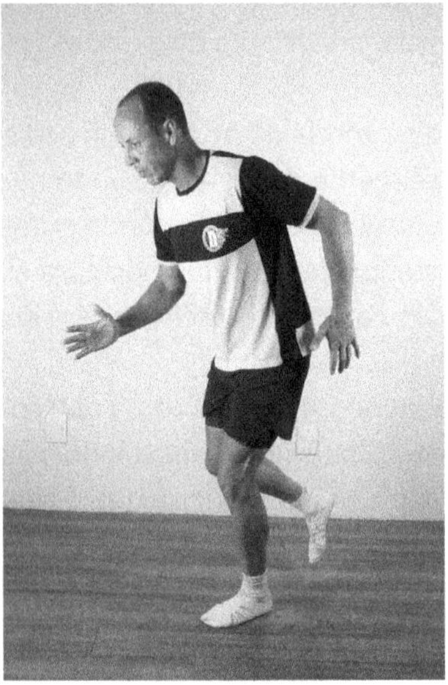

Figura 7.12. Equilíbrio em pé

Este exercício e utilizado para melhoria do mecanismo proprioceptivo e do controle muscular.

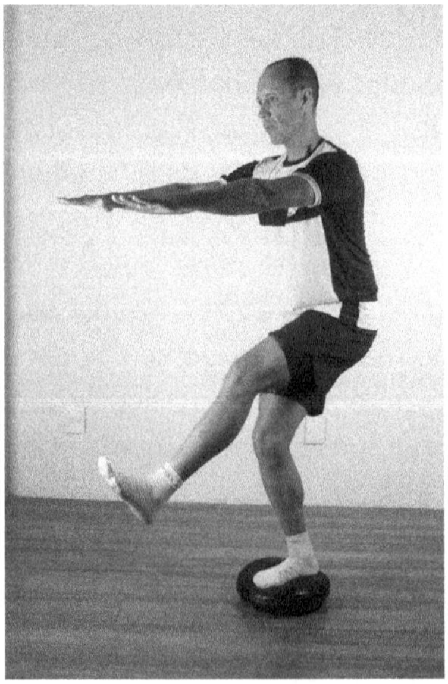

Figura 7.13. Equilíbrio no mini *bosu*

Realizado em uma plataforma instável, gerando uma dificuldade maior durante sua realização. Ajuda na propriocepção e controle muscular.

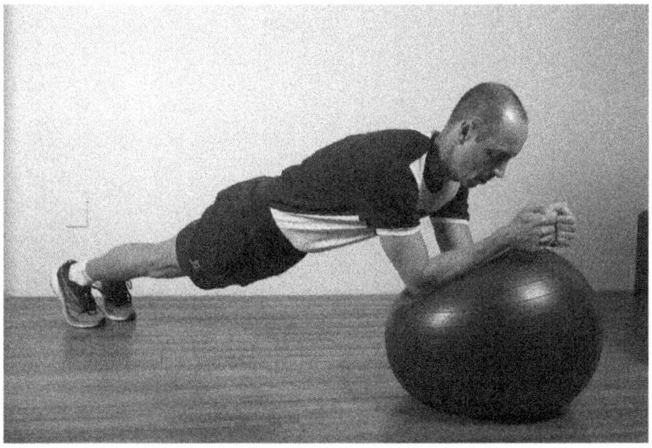

Figura 7.14. Prancha frontal na bola

Este exercício de prancha em decúbito ventral é realizado em uma plataforma instável e é indicado para intermediários.

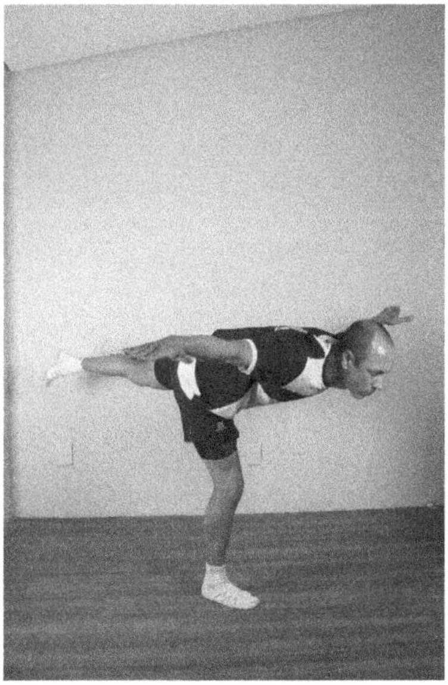

Figura 7.15. Aviãozinho

Chamado de aviãozinho, é indicado para melhoria do mecanismo proprioceptivo e controle muscular.

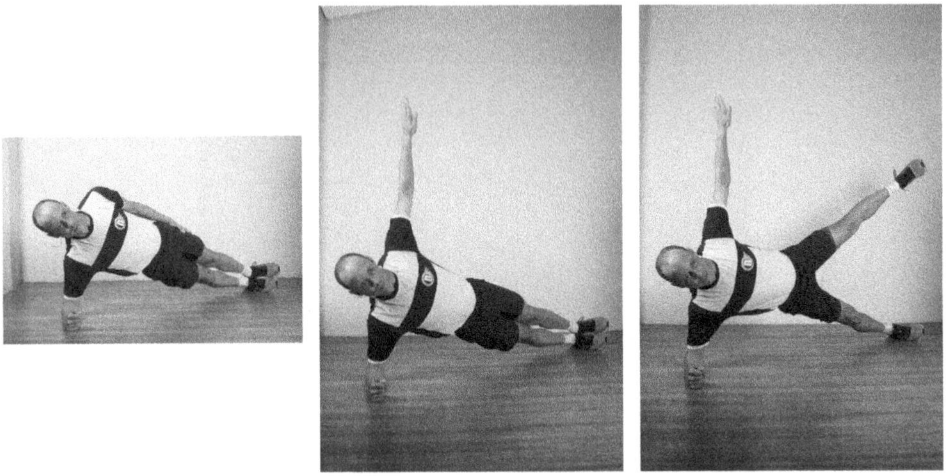

Figura 7.16. Prancha lateral

Este exercício, em decúbito lateral, é realizado em uma plataforma estável e é para iniciantes, porém pode-se variar e aumentar o grau de dificuldade, como na sequência das próximas figuras.

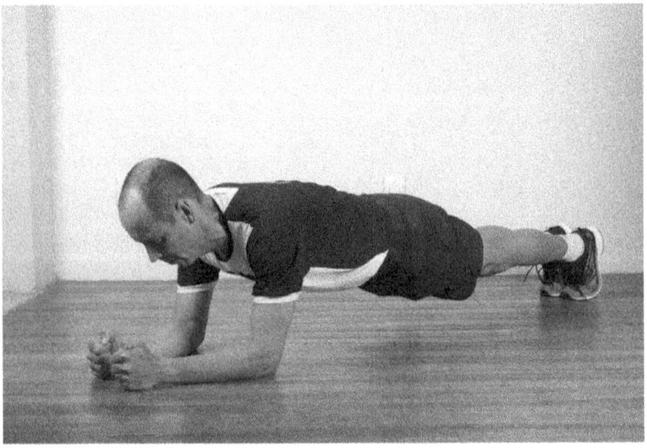

Figura 7.17. Prancha frontal

Este exercício prancha em decúbito ventral é realizado em plataforma estável e é indicado para iniciantes, porém com grau de dificuldade, podendo sofrer alterações como elevação de uma das pernas e/ou a extensão de um dos braços.

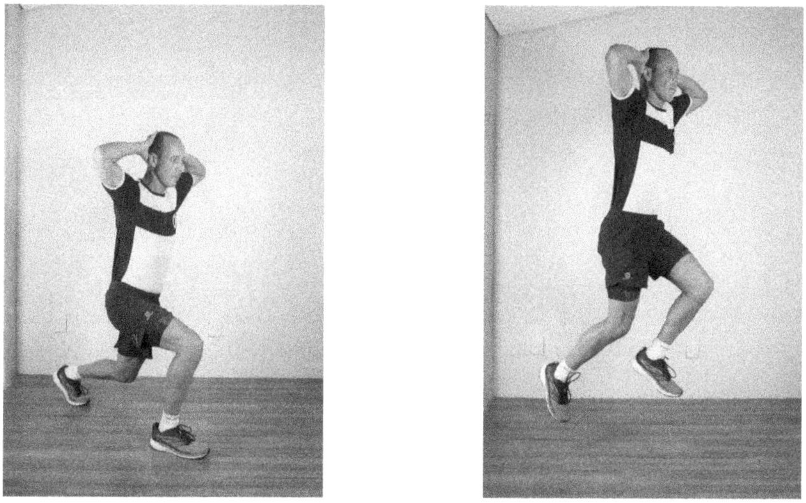

Figura 7.18. Afundo com salto

Neste exercício, agachamento unilateral em uma superfície estável com salto (*jump*) e troca de apoio no ar. Indicado para avançados. Além de força, desenvolve também a coordenação.

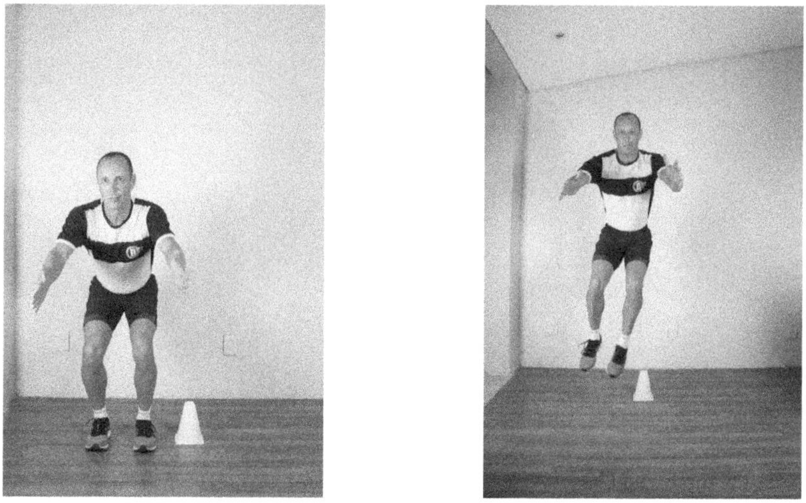

Figura 7.19. Salto lateral sobre cone

Este exercício é indicado para intermediários. A sobrecarga pode sofrer alterações de acordo com a altura do cone e/ou a distância estipulada para o salto.

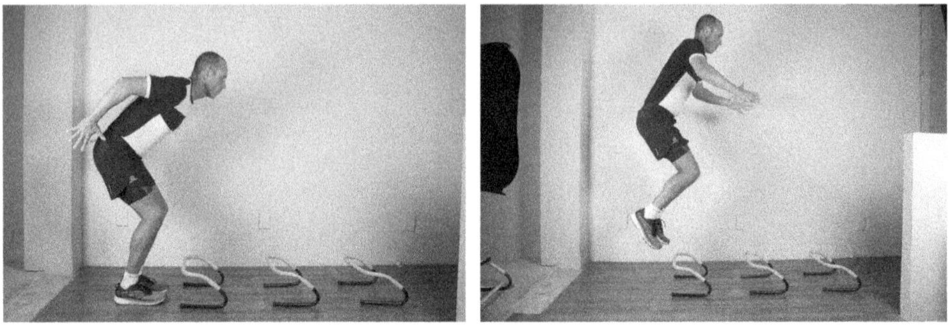

Figura 7.20. Salto frontal sobre barreiras

Exercício de pliometria, salto frontal sobre barreiras. É indicado para intermediários e avançados. A sobrecarga pode sofrer alterações de acordo com a altura e o número de barreiras.

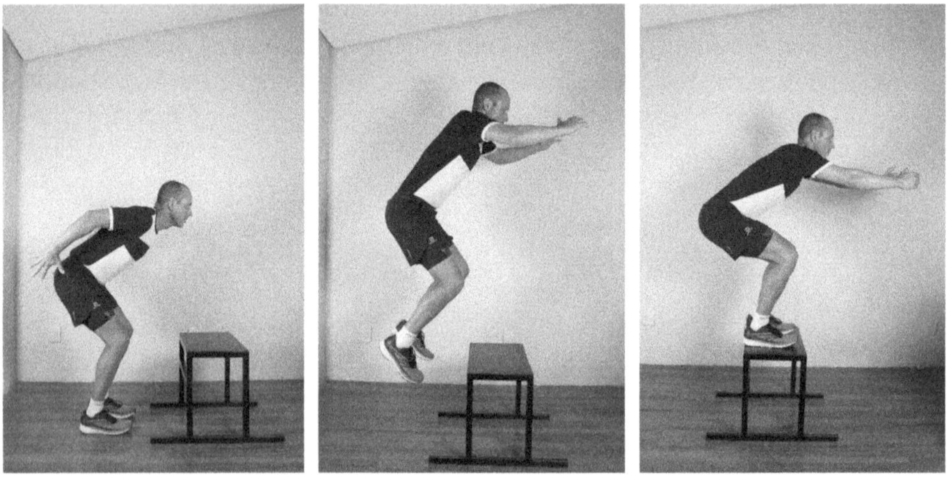

Figura 7.21. Salto sobre plataforma

Exercício de pliometria positiva (salto vertical) com salto para uma plataforma fixa e estável, saindo do chão e finalizando no banco de apoio.

Erros no dia a dia sobre a corrida

Antes de falar sobre algumas verdades e alguns mitos sobre a corrida de uma forma geral, gostaria de salientar algo que realmente acontece no dia a dia do treinamento de nossos alunos corredores. São os erros mais comuns que vejo no decorrer de minha carreira como treinador de corrida, e tenho o mesmo parecer de outros treinadores com quem tenho contato.

Correr por si só parece simples, mas quando você coloca um pequeno ou audacioso objetivo onde visa melhorar desempenho ou recorde pessoal em uma corrida específica, o nível de complexidade aumenta muito.

Daí, sim, ocorrem os erros que para alguns parecem imperceptíveis e que outros acreditam que não possam corrigir.

- ✓ **Correr em *pace* confortável:** são aqueles alunos que correm bem, treinam bem, com empolgação, mas não compreendem por que não estão ganhando velocidade. Sua monotonia no seu programa de treinamento, assim como seu receio em sair da sua zona de conforto, os deixam estagnados, sem ter uma evolução na sua performance. Uma dica para melhorar e corrigir é ajustar o volume e a intensidade do treinamento desse aluno.
- ✓ **Treinar demais ajuda muito:** este lema está correto? Nem sempre, pois pode acarretar riscos desnecessários para nosso aluno/corredor. Eu mesmo, particularmente, anos atrás, acreditava que descanso não era necessário, e hoje exijo de meus alunos a aplicabilidade do descanso como treino. O que vejo acontecer aqui neste tópico é que muitos alunos ou atletas aumentam subitamente seu volume de treino, bem como a intensidade, e pulam de uma meia maratona para uma maratona em menos de um ano de preparo. O que acontece já sabemos: lesão. Isso acaba interrompendo uma sequência de treinos, um sonho planejado e, em muitos casos, a volta à estaca zero, ou até mesmo o desânimo de voltar a correr. O que mais quero aqui deixar claro é que nosso corpo requer tempo para se preparar e adaptar as cargas de treinamento, evitando assim o chamado *overtraining* e *overuse*.
- ✓ **Sonhos falsos:** já aconteceu com alunos meus, que treinaram especificamente para uma determinada prova respeitando seus limites e cargas de treinamento. Quando chegou a hora da prova, quiseram imprimir um ritmo mais forte, que não foi testado nem treinado, e a frustração e decepção foram inevitáveis. Por outro lado, já presenciei aluno preparado que, na hora H, sente uma tremedeira, insegurança e aquela sensação horrível de se sentir despreparado para a prova. O conselho que dou é diminuir o volume de corrida, assim como o ritmo [*pace*] da corrida, fazendo que com que seu aluno sinta aquela vontade de correr, de estar descansado. Semana tranquila pré-prova, com boa alimentação, hidratação e qualidade de sono são outros fatores determinantes para o sucesso em sua performance.

✓ **Treinos fortes sem aquecimento:** este vejo quase toda semana em parques e pistas de atletismo. A rotina de aquecer antes de treinar, além de usar os educativos como preparação, ajuda na prevenção de lesões, principalmente durante o treino mais intenso, como os intervalados e os tiros. As contrações musculares são exigidas ao extremo de sua flexibilidade, e muitos estudos científicos enfatizam que os tecidos corporais bem aquecidos suportam mais cargas de estresse.

✓ **Falta de outro tipo de treino:** aqui saliento que vejo ainda no dia a dia corredores que só correm. E vejo que só correm todos os dias. E daí, consequentemente, desequilíbrios musculares irão aparecer, principalmente nas costas e nos membros inferiores. Exercícios de fortalecimento devem ser introduzidos, como já citado anteriormente, com regularidade durante a semana de treinamento.

Quero completar dizendo que não existem regras e verdades 100% fechadas. Outros fatores, outras particularidades, podem influenciar negativamente no sucesso do sonho dos nossos alunos/corredores. Devemos, sim, salientar, reforçar e repetir sempre a importância de um aquecimento, dos educativos, das pausas, do descanso, da boa hidratação pré, durante e pós treino, assim como ter o discernimento para saber a hora de parar e diminuir as cargas do treinamento.

Mitos e verdades sobre a corrida

A corrida faz os seios caírem?

Mito. Os seios são compostos de uma camada de gordura [tecidos adiposos] e glândulas mamárias. Com a prática da atividade física constante as mamas ficam menos volumosas e acabam sofrendo menos com a ação da gravidade. Para malhar de maneira mais confortável, as mulheres, principalmente as que têm o busto médio ou grande, devem optar por um *top* que ofereça bastante sustentação.

O bumbum fica mais caído?

Mito. Muito pelo contrário, as passadas costumam levar a uma grande perda de gordura sem provocar um bom ganho de massa muscular, e em um treinamento de escada rampas ajudam e muito para um maior enrijecimento das pernas e do bumbum, pois, como os glúteos são muito exigidos, ficam mais fortalecidos e tonificados. E esse efeito é ainda mais eficaz se o percurso tiver subidas e descidas.

A corrida envelhece a pele?

Mito. Sabemos que qualquer atividade física de média para forte, passando pela prática de atividades físicas intensas, leva o corpo a produzir mais radicais livres. No entanto, o organismo dos praticantes fabrica mais substâncias antioxidantes, capazes de combater os radicais livres, gerando uma compensação. Qualquer treinamento aeróbio aumenta bastante a circulação sanguínea, aumentando a hidratação assim como a melhora da nutrição da pele. Uma dica importante é sempre passar protetor solar quando for praticar sua corrida em ambiente *outdoor*.

Cãibras significam um sinal de falta de potássio?

Mito. São muitas as suposições ligadas a este sintoma famoso na corrida, que vão desde a desidratação ao treinamento realizado de forma inadequada e/ou de forma exagerada. Não é segredo nenhum que devemos manter uma boa hidratação com uma reposição de sais minerais, principalmente nos treinos mais longos.

A corrida é melhor do que a caminhada?

Mito. Ambas as atividades ajudam na melhoria do condicionamento físico, melhorando e prevenindo toda a parte cardíaca e respiratória, ajudando no combate ao colesterol, com vários outros benefícios. Só temos que afirmar que a corrida tem uma boa vantagem na perda de peso e na melhoria do condicionamento cardiovascular, pois o indivíduo trabalha numa intensidade superior à da caminhada com uma FC [frequência cardíaca] superior, aumentando assim o gasto calórico.

Correr melhora a celulite?

Verdade. Com certeza a corrida em si ajuda na diminuição do acúmulo de gordura e na má circulação, entre outros fatores, e consequentemente a corrida previne e melhora o aspecto da região onde está a celulite, principalmente nas pernas entre as mulheres.

Correr em jejum ajuda a emagrecer?

Mito. Já diz o ditado que saco vazio não para em pé. O nosso corpo necessita de energia, nutrientes, e para corrida, particularmente, os carboidratos, porque eles são nossa primeira fonte de energia, para depois passarmos a consumir gordura. Por isso, correr em jejum fará com que o corpo queime massa magra, além de correr o risco de passar mal.

Correr na esteira é melhor do que correr na rua?

Parcialmente verdade. A corrida na esteira tem suas vantagens e desvantagens com relação à corrida *outdoor*. No treino realizado na esteira podemos mensurar de forma fechada a velocidade desejada, consequentemente mantendo um ritmo mais constante, podendo perceber e observar seu gesto de corrida, e assim fica mais fácil o aprendizado. Outro ponto importante a favor da corrida *indoor* está relacionado com o impacto, pois na esteira o amortecimento é maior, diminuindo assim o impacto. Então podemos afirmar que, para alunos iniciantes, o treinamento em esteira é super aconselhável. Mas não pense que correr na rua não tem suas vantagens, pois tem sim. A corrida em si sempre será mais prazerosa, menos monótona, tendo uma exigência corporal e uma concentração para produzir a energia para corrida, passando por algumas variáveis que jamais terá na esteira, como pequenas mudanças de direção, subidas e descidas, curvas, etc. Para uma melhor adaptação, uma boa sugestão seria a mescla dos dois treinos.

É preciso correr todo dia para um bom condicionamento?

Mito. Antigamente, descanso era considerado uma bobagem. Mas sabemos que hoje em dia o descanso é praticamente uma unanimidade. Com três a quatro sessões de treino durante a semana com certeza o indivíduo tem um ótimo resultado no seu condicionamento físico.

A corrida ajuda a combater a depressão?

Verdade. Assim como qualquer outro esporte, desde que feito de forma prazerosa, ou qualquer atividade física em si, a corrida pode ser chamada até de remédio ao combate a várias doenças. A prática do esporte produzirá uma maior liberação de hormônios, como a endorfina, a serotonina e a dopamina, que provocam sensação de bem-estar.

A musculação pode ser considerada uma aliada dos corredores?

Verdade. Sempre afirmei que a musculação seria a base de todos os esportes, porque, além de ajudar a tonificar toda a musculatura em geral, ajuda na estabilização das articulações, diminuindo o risco de lesões.

Mulheres têm mais problemas no joelho que os homens?

Verdade. É uma questão anatômica. A grande maioria das mulheres tem os joelhos mais para dentro [valgo], deixando-as mais vulneráveis em relação às lesões que os homens.

Gordinhos não podem correr?

Mito. Sempre respeitando suas limitações, não só podem como devem, mas sob orientação médica e principalmente de um profissional de Educação Física.

Considerações finais

Para que cada atividade física seja feita de forma correta e segura, transmitindo uma sensação de conforto tanto para aluno como para o professor, temos que seguir um protocolo de respeito e segurança para ambas as partes.

Primeiramente, temos que orientar e solicitar uma avaliação médica, uma avaliação física, além de uma anamnese desse aluno para, a partir deste momento, dependendo das condições e dos objetivos desse aluno, traçar a melhor estratégia de treinamento respeitando ainda o tempo disponível de horas e os dias de treinamento durante a semana.

Outros fatores que temos que levar em consideração são genética, patologias e uma coisa que sempre comento com meus alunos: o *feeling* do professor tem sempre que ser levado em consideração. E afirmo isso dizendo que só se conquista esse *feeling* com tempo de estrada, com o dia a dia perante o trabalho com seus alunos.

Os testes podem ser aplicados ou selecionados duas ou uma vez por ano, desde que de forma coerente dentro da necessidade de cada aluno. Esses testes ou avaliações devem seguir padrões de comparação e reprodução para justamente podermos ter a justificativa necessária para execução do treinamento, respeitando os resultados.

Case Alexandre Calabria (depoimento)

Este ano completo 50 anos e vou compartilhar algumas reflexões que faço ao longo da minha vida. Minha relação com o esporte começou já na minha infância. Sempre gostei de jogar bola e correr na rua. Mais tarde, na adolescência, praticava skate e surfe. Com 19 anos minha namorada Selma, que está casada comigo até hoje, ficou grávida e aí tudo mudou.

Com muitas horas no trabalho e o restante com a família, que em 1994 já era de cinco pessoas (depois da Mariana nasceram o André e a Bia), não havia mais tempo e ânimo para o esporte.

Foi então que comecei a engordar. Entrei o segundo milênio pesando 115 quilos, 35 quilos a mais do que quando me casei. Não tinha nenhum problema com a aparência e minha saúde era boa, portanto não tinha com o que me preocupar. Diversão era fazer almoços e jantares para comer e beber bastante. Mas o que causou uma mudança foi calçar o sapato. Um dia pela manhã estava me vestindo para trabalhar e quando fui calçar o sapato percebi que tinha que mudar algo. Que sofrimento!

"Cansei, tenho que mudar, Selma". Fui ao endocrinologista e ele sugeriu uma redução do estômago, a famosa bariátrica. Desde o dia do sim até a cirurgia foi um ano de consultas com psicólogos e exames.

Mas esse período foi importante para saber que o sucesso da cirurgia depende 95% do paciente. A cirurgia só te dá a oportunidade de se reeducar. Eu emagreci quase 50 quilos e comecei a correr.

No início na esteira, só para emagrecer, depois fui para a rua e aí comecei nas competições de 10 quilômetros. Após três anos da cirurgia e de ter começado a correr, em uma prova no parque ecológico de Campinas, vi aquela van amarela e preta de uma assessoria esportiva.

Foi onde conheci a D-Run e o Décio. Naquele dia conversei com o professor Décio e disse que queria melhorar meu tempo nas corridas de 10 quilômetros e já na próxima semana iniciei os treinamentos com ele. Nesse dia eu nem imaginava o que estava por vir.

Comecei a me enturmar com os outros alunos e a maioria já estava contaminada com as ultramaratonas de montanha. Aí foi fácil de me pegarem. Comecei com a participação nas 24 horas do Taquaral, minha primeira experiência com ultras. Depois foi o *Cruce de los Andes*, prova de 100 quilômetros pela Patagônia chilena e argentina. Até que veio a ideia de participar do maior circuito de corridas de montanha do mundo, o UTMB. A ideia era fazer uma das provas do circuito, o TDS de 119 quilômetros.

Tudo foi compensado depois de 26 horas de prova e o quarto melhor tempo entre os brasileiros da prova. Nada mal para quem pesava 120 quilos e não ia nem na esquina a pé oito anos antes.

Sei que tive bastante ajuda da tecnologia nessa mudança de vida, mas volto a dizer: a cirurgia foi só 5% do processo. A minha vontade de mudar, aliada à cooperação da família e principalmente ao esporte, é que fizeram a diferença. Três anos após minha cirurgia eu participei de um quadro em um programa de ESPN que se chamava "A corrida mudou minha vida". Tenho certeza de que o nome do programa serve perfeitamente para intitular minha história.

A corrida me trouxe saúde, conhecimento de novos lugares e muitas amizades, e isso não tem preço. Sou muito grato ao Décio por ter me apresentado a esse mundo e a todos que sempre me apoiaram, principalmente a minha esposa Selma.

A reportagem com o Alexandre está disponível no YouTube da ESPN no link: <https://m.youtube.com/watch?v=cTUtYRXDDaE>.

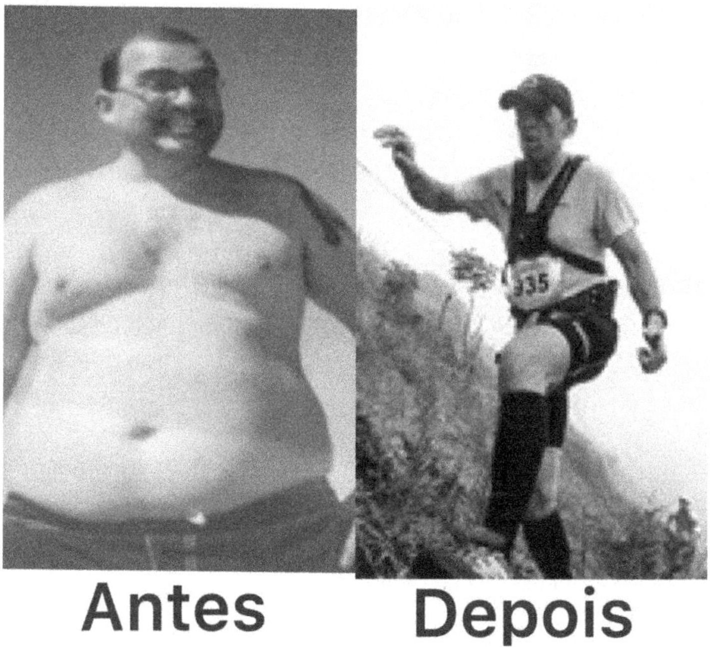

Figura 7.22. Superação Alexandre Calabria

Case Marcia Beltrame (depoimento)

Dizem que a vida começa aos 40 anos, será? Aos 43 tive meu terceiro filho Davi, que nasceu dia 23 de janeiro de 2016.

Com 40 dias voltei aos treinos, afinal precisava cicatrizar minha cesárea. Não foi fácil, voltei aos poucos com orientação e cuidados do meu marido e personal Décio Ribeiro, com fortalecimento, caminhadas, trotinho, dieta equilibrada com nutricionista e muito choro e ataque de raiva. Achava que nunca mais voltaria. Descia na academia do prédio para treinar e ele chorava que queria mamar, e daí eu parava meu treino de 40 minutos, dava atenção e às vezes eu ficava 15 minutos, mas eu ia.

Em 29 de maio de 2016 terminei a meia maratona do Rio de Janeiro mostrando que maternidade não atrapalha em nada a vida do esportista. Acordei às 3h da manhã para tirar leite para deixar enquanto eu corria. Terminei a prova, peguei dois copos de água para lavar meu peito e na própria dispersão amamentei meu filho.

Desde então continuei a fazer tudo o que eu queria. Minhas provas de revezamento, de Florianópolis, Bertioga, Maresias, Ilha Bela. Ele me acompanha desde os 4 meses. Amamentar não nos impede nem nos priva dos nossos objetivos.

Fui prova que existem mitos acerca da corrida, como: o peito não cai, leite não seca. A única diferença foi dobrar o consumo de água durante os treinos e as provas, pois a amamentação requer cuidados.

Em 2017 concluí minha primeira maratona, A MURALHA, em 2018 voltei às corridas *Trail*, quando realizei o LA MISSION 35KM com o segundo lugar na categoria, e minha segunda maratona: A MURALHA BACK TO BACK. Lembrando que amamentei meu filho até o dia 27 de dezembro de 2018.

Em 2019 fiz minha terceira maratona, conquistando a Serra do Rio do Rastro.

Em 2020 vem a minha ultramaratona. E você ainda tem dúvida que a vida é aquilo que nós queremos que ela seja e na idade e no tempo que for???

A maternidade pra mim só vem agregar valores, sentimentos, sonhos. Nunca tive problema em amamentar (no início tive todos os sintomas, desconfortos e dores que toda mulher que começa a amamentar tem), mas com o tempo isso passa e o leite materno fica para sempre. Então dei a nós dois durante 2 anos e 11 meses o que nós dois precisávamos: AMOR e FELICIDADE. Amamentar é um ato de AMOR e pra mim correr e treinar me deixa muito feliz.

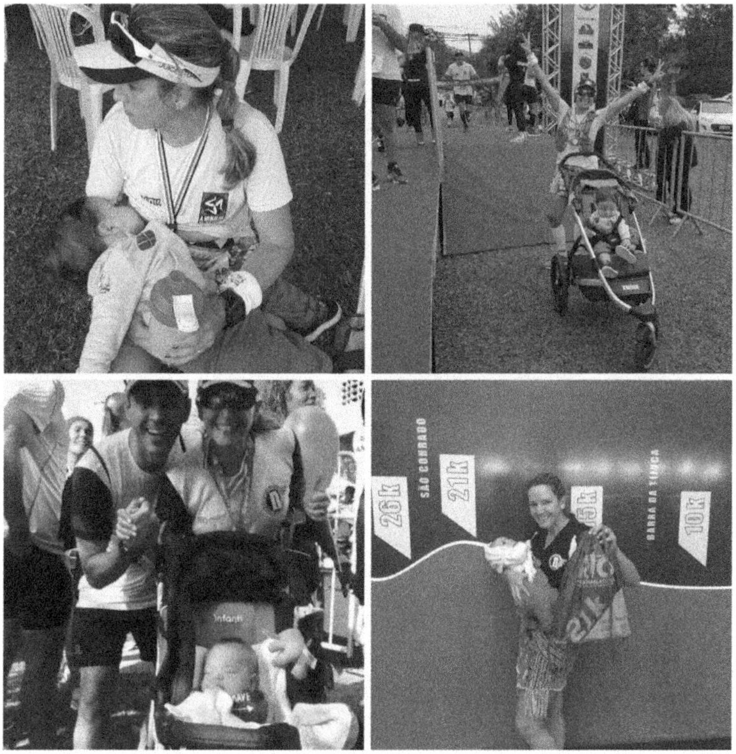

Figura 7.23. Marcia Beltrame, mãe e atleta após os 40 anos.

Referências

BARBANTI, Valdir J. **Treinamento físico:** bases científicas. 3.ed. São Paulo: CLR Balieiro, 2001, p. 3; 72-73.

EVANGELISTA, Alexandre Lopes. **Treinamento de corrida de rua:** uma abordagem fisiológica e metodológica. 2.ed. São Paulo: Phorte, 2010.

EVANGELISTA, Alexandre Lopes; MACHADO, Alexandre F. **Corrida de rua:** perguntas e respostas. São Paulo: Phorte, 2010.

GODOY, Milton (ed.). I Consenso Nacional de Reabilitação Cardiovascular (Fase Crônica). **Arq. Bras.Cariol.**, vol. 69, n. 4, Oct. 1997.

MONTEIRO, Arthur; LOPES, Charles. **Periodização Esportiva:** estruturação do treinamento. São Paulo: AG, 2009.

NEWSHOLME, Eric A.; LEECH, Tony; DUESTER, Glenda. **Corrida:** ciência do treinamento e desempenho. São Paulo: Phorte, 2006.

VERKHOSHANSKI, Yuri V. **Treinamento Desportivo:** teoria e metodologia. São Paulo: Artmed, 2000.

WEINECK, Jurgen. **Treinamento Ideal:** instruções técnicas sobre o desempenho fisiológico, incluindo considerações específicas de treinamento infantil e juvenil. 9.ed. São Paulo: Manole, 1999.

8. Osteopatia: o que é, o que faz e qual sua importância no esporte?

Guilherme Vilas Bôas
João Seraphim

A osteopatia é considerada uma das disciplinas da medicina alternativa, uma vez que seus princípios filosóficos são diferentes dos da medicina convencional. Foi criada pelo médico americano Andrew Taylor Still durante a guerra civil americana no final do século XIX, que a definiu assim:

> *A ciência que consiste em conhecimento exato, completo e verificável da estrutura e função do mecanismo humano, anatomia, fisiologia e psicologia, incluindo a química e a física de seus elementos conhecidos, que agrega certas leis orgânicas e recursos de reparação que o próprio corpo possui em seu interior, sendo capaz de harmonizar a mecânica, atividades metabólicas e moleculares, recuperar deslocamentos, desorganizações, desarranjos e consequentemente a doença, recuperando o equilíbrio normal da estrutura e da função que se manifesta em saúde e força.*

Para se formar osteopata, levam-se em média no Brasil cinco anos, e somente fisioterapeutas e médicos estão habilitados a ingressar nessa formação.

Os tratamentos usam uma abordagem holística da saúde, considerando que a capacidade de recuperação do corpo pode ser aumentada pela estimulação das articulações e demais tecidos. Na nossa prática (Mahalo) os pacientes que mais nos procuram no dia a dia da clínica são pessoas/atletas que se queixam de dores musculoesqueléticas. Fazemos uso de várias técnicas terapêuticas manuais, entre elas a da manipulação do sistema musculoesquelético (ossos, músculos, articulações, artérias, nervos, fáscias e demais tecidos) para ajudar no tratamento das disfunções/doenças.

Atuamos ainda sobre os sistemas viscerais, tônico postural, craniano e biológico.

Osteopatia no esporte

Em diversos países, o osteopata já faz parte da equipe multidisciplinar de atletas de alto nível.

Alguns exemplos: no tênis, os jogadores recebem atendimentos até durante as partidas; no futebol, o fisioterapeuta do clube de futebol Real Madrid é osteopata; no atletismo, o ex-atleta brasileiro de salto triplo Jadel Gregório já utilizou a osteopatia para se recuperar de lesões. Enfim, no mundo atual, cada vez mais os osteopatas estão sendo procurados por atletas. No Brasil ainda é restrito, mas na Europa essa é uma conduta bastante comum.

Corrida de rua

Nas provas de maratona, durante toda a temporada de competição, ocorre uma intensa solicitação do corpo. Em alto nível, atletas costumam competir cerca de pelo menos uma vez por mês. Nesse período, o atleta intercala viagens com competições, que muitas vezes ocorrem em dias seguidos, treinamentos técnicos e físicos. Fora desse período, costuma realizar uma pré-temporada intensa que dura cerca de um mês. Essa demanda da modalidade esportiva exige cuidados especiais de uma equipe multidisciplinar que se encarrega desde o planejamento até a execução do treinamento técnico, preparo físico, nutricional e mental, sem descuidar da prevenção e do tratamento, que ajuda na recuperação do atleta.

A osteopatia se destaca nesse ambiente esportivo e vem ganhando cada vez mais espaço. Seguramente, o osteopata é um profissional que pode ajudar o atleta a obter uma melhor performance.

Devemos considerar que um atleta está constantemente exposto a um meio ambiente recheado de traumas físicos. Na corrida de rua, destacam-se as lesões nos membros inferiores. Por não apresentar contato direto com o outro oponente, traumas agudos e fraturas são raros.

Tem-se observado uma elevada incidência, variando entre 19% e 79%, de lesões provenientes dessa prática, principalmente nos membros inferiores: joelhos, quadril, tornozelos e pés. Alguns fatores de risco têm sido apontados, como: falta de orientação profissional para a prática da corrida, Índice de Massa Corporal (IMC) elevado, alto volume semanal de corrida, histórico de lesões prévias, além de falta de experiência na corrida.

Os fatores envolvidos na ocorrência da lesão, em corredores de rua, podem ser divididos em intrínsecos e extrínsecos. Os fatores intrínsecos são aqueles ligados ao organismo (flexibilidade, lesões prévias, anormalidades biomecânicas, características antropométricas, densidade óssea, composição corpórea e condicionamento cardiovascular); já os fatores extrínsecos são aqueles ligados à preparação e/ou à prática da corrida (erros de planejamento e execução do treinamento, frequência de treino, tipo de superfície de treino, tipo de percurso, tipo de calçado, alimentação, prática concomitante de outras modalidades esportivas).

A maioria das lesões descritas está localizada em membros inferiores (principalmente no joelho), o que corrobora com o estudo de Fernandes, Lourenço e Simões, o qual apresenta o joelho como a estrutura anatômica mais acometida por lesões em corredores de rua.

O tratamento osteopático é importante, pois o atleta que se submete tem a oportunidade de experimentar seu corpo em um estado de equilíbrio e excelência, com seus sistemas funcionando de maneira otimizada, podendo assim extrair o máximo de sua capacidade e diminuindo a probabilidade de produzir uma lesão.

Após treinos intensos, o atleta também pode, durante uma sessão de osteopatia, receber estímulos parassimpáticos. Terapias que trabalham áreas do crânio e sacro estimulando o nervo vago podem melhorar o sono e a recuperação do atleta. O osteopata pode detectar também disfunções de elasticidade, contratilidade, tonicidade e excitabilidade dos músculos. Por meio de testes osteopáticos obtemos diagnósticos de grande valia. Junto com um preparador físico é possível direcionar melhor o preparo muscular do atleta. Dessa maneira, o praticante de corrida ou qualquer atividade física tem muitos benefícios, principalmente quando pensamos em prevenção de lesões no calendário de competições.

Em clínica temos observado que o simples fato do pessoal procurar a prevenção antes de possíveis lesões e com uma periodicidade de uma sessão por mês já pode levar a resultados palpáveis e suficientes para uma prática desportiva recreativa. Para a prática em alta performance, temos observado que a frequência de sessões é um pouco maior, cerca de duas sessões por mês.

Como exemplo, citamos o caso da paciente M, sexo feminino, idade superior a 35 anos, prática recreativa de corrida, se preparando para correr a primeira maratona. Com sessões mensais, onde realizamos reavaliações em todas as sessões, buscando encontrar possíveis desajustes, conseguiu correr os 42 quilômetros sem problemas ou lesões. Na maioria das vezes encontramos um desajuste postural no quadril que, após um acúmulo de esforços (sessões de treino), era agravado. Como conduta, fazíamos ajustes viscerais, posturais e craniais, juntamente com execuções de exercícios específicos para a rotina e desajustes da paciente, que realizava essas sessões com tais exercícios pelo menos duas vezes a mais na sua semana.

Referências

FERNANDES, Daniela; LOURENÇO, Thiago Fernando; SIMÕES, Elaine Cristina. Fatores de risco para Lesões em corredores de rua amadores do Estado de São Paulo. **Rev Bras Presc Fisio Exer**, vol. 8, n. 49, 2014; p. 656-63.

INSTITUTO DOCUSSE DE OSTEOPATIA E TERAPIA MANUAL. **O que é osteopatia?** Disponível em: <http://www.idot.com.br/osteopatia/o-que-osteopatia.html>. Acesso em: 06 mar. 2020.

SALICIO, Viviane Martins Mana et al. Prevalência de Lesões Musculoesqueléticas em Corredores de Rua em Cuiabá-MT. **Journal of Health Sciences**, vol. 19, n. 2, 2017.

9. *Bike* e música: sinônimos de liberdade

Eduardo Julio Magdaleno

Como professor de educação física, fui atleta de natação e futebol por muitos anos. Já corri algumas meias maratonas, maratonas e já completei o Ironman de Florianópolis duas vezes, nos anos de 2014 e 2016.

A *bike indoor* entrou na minha vida quando eu ainda era estagiário em uma academia no Rio de Janeiro em 2004. Eu me apaixonei pela modalidade pois criava percursos que fazíamos na rua ao som de muita música boa e sem os perigos que o ciclismo *outdoor* apresenta. Com o passar dos anos, fui me aprofundando no estudo de como proporcionar as melhores condições para que os alunos pudessem aproveitar a melhor experiência em uma aula de *bike indoor*. Fiz vários cursos sobre técnicas de pedal para que eu fosse capaz de aproximar ao máximo o ciclismo *outdoor* da *bike indoor*.

Ao longo de todos esses anos o que tem me impressionado é a capacidade que a música tem de fazer os alunos ficarem livres. Não importa quanto tempo dure a aula, durante aqueles minutos somos teletransportados para uma outra realidade onde não interessa seu sexo, classe social, etnia, etc. Nada disso importa, somos apenas corações batendo acelerado ao ritmo da música que está nos embalando e conduzindo. Música esta que, escolhida com cuidado, pode gerar sensações espetaculares e ajudar pessoas sedentárias a virar praticantes fiéis de uma modalidade que não requer coordenação motora como uma aula de dança, por exemplo.

Desde o seu lançamento, em 1998, a *bike indoor* segue como uma das três principais tendências do mundo *fitness*. Ano após ano, as tendências vão mudando, mas a *bike indoor* segue sempre no mesmo lugar, entre as três primeiras mais importantes tendências para o ano seguinte.

Existem grandes diferenças entre o ciclismo *outdoor* e a *bike indoor*, assim como você tem grandes diferenças entre a corrida de rua e na esteira, assim como se tem diferença entre um piloto de Fórmula 1 treinar em um simulador e em um carro de verdade. Negar isso seria até irresponsável da minha parte. Mas assim como nos exemplos citados que são utilizados como forma de preparação do atleta para uma prova específica, a *bike indoor* também funciona como uma parte importante na preparação de pessoas que querem concluir provas de ciclismo de rua.

Para poder comprovar isso, resolvi usar meu exemplo: eu me preparei para o Ironman 2014 e 2016 apenas pedalando em *bike indoor* e fazendo apenas um treino de rua, que geralmente era o treino de transição, ou seja, a maior distância que pedalei na rua ao longo de sete meses de preparação foi 50km, lembrando que a distância do ciclismo no Ironman é de 180km. Concluí as duas vezes com sucesso a prova inteira, sem nenhuma lesão durante o processo de treinamento ou após a realização da prova.

Desde que me formei e comecei a dar aulas de *bike indoor*, a minha preocupação maior foi sempre ajudar as pessoas a se sentirem melhores. E como eu venho fazendo isso? Usando a música como ferramenta principal de transformação de atitude. Tentar tirar a carga de pressão da atividade física é o primeiro passo. As pessoas já passam o dia inteiro pressionadas por trabalho, sociedade, família, etc. Quando chegam na academia, elas estão muito próximas do limite – se entrar para fazer uma aula de *bike indoor* ou qualquer outra e o professor não entender esse cenário e propor desafios que não estejam dentro desse *mindset*, dificilmente a atividade física trará o benefício que o aluno buscava.

A escolha da música e de como a aula irá acontecer é fundamental para que o aluno tenha a melhor produção de endorfina. Essa produção acontece ouvindo músicas que o remetem a algum momento da vida, ou situação que viveu, e isso precisa ser conduzido pelo professor com muita responsabilidade.

Estudos mostram melhoras significativas de performance com a utilização de músicas, e, por conta disso, os atletas em provas oficiais são proibidos de utilizar qualquer aparelho de música, pois é considerado um espécie de doping.

Para as pessoas que praticam atividade física regularmente para fins de qualidade de vida, uma aula de *bike indoor* queima em média 500 calorias.

A conclusão é de que a união entre música e *bike indoor* traz muita segurança e prazer para quem pratica!

10. A importância da nutrição

Alessandra Martins
José Guilherme Grigolli Martins

A alimentação tem sido reconhecida como fator fundamental na promoção da saúde e redução dos riscos de doença. A boa alimentação aliada a uma atividade física é realmente o segredo da longevidade com qualidade.

Seja por um estilo de vida saudável ou para manutenção/ganho/perda de peso corporal, a preocupação com os alimentos é constante na rotina das pessoas. Por isso é importante saber comer e dar relevância ao que se come. Uma nutrição adequada pode prevenir doenças e tornar a vida mais saudável.

Os avanços na nutrição transformam a rotina do ato de comer em uma poderosa ferramenta para melhorar a qualidade de vida, analisando os nutrientes e como eles podem beneficiar o funcionamento do organismo de cada indivíduo.

Por mais que existam diversos tipos de dietas e diferentes programas de emagrecimento e reeducação alimentar, o número de pessoas obesas e com outras doenças relacionadas a alimentação só vem aumentando.

As pessoas encaram a dieta como um remédio e quando atingem o objetivo almejado, seja perda de peso, ganho de massa ou reeducação, acabam deixando as regras de lado e voltando aos hábitos antigos! A rotina da vida moderna se encarrega então de deixar o tempo para a alimentação mais curto, prejudicando a qualidade do que se ingere. Tal acontecimento leva não só ao aumento de peso, mas ao surgimento de doenças como hipertensão, diabetes e problemas vasculares.

A boa nutrição caracteriza-se por uma sequência de processos do organismo, que englobam a ingestão do alimento, sua digestão, a absorção dos nutrientes, o metabolismo e a excreção. Esses processos têm por objetivo produzir energia e manter as funções vitais do organismo.

A nutrição em níveis corretos pode aprimorar o rendimento físico, potencializar o desenvolvimento de crianças e adolescentes e conservar a saúde. No adulto, trata-se principalmente da manutenção da saúde, se o indivíduo teve uma boa base alimentar. Porém, se ele traz um histórico de alimentação inadequada, a reeducação alimentar pode auxiliar na busca de um organismo saudável.

Sendo assim, o papel do nutricionista em nossa sociedade é fundamental para orientar e/ou incentivar a boa alimentação para a prevenção de doenças e melhora da qualidade de vida.

Saindo do sedentarismo: e agora? Devo consultar um nutricionista?

Nunca se falou tanto em dieta e nutrição, mas, apesar do grande volume de informações sobre o tema, as pessoas nunca estiveram tão confusas. O bombardeio de informações é crescente, muitas vezes feito por pessoas pouco capacitadas – e, pior, sem qualquer responsabilidade.

A classificação simplista de alimentos bons e ruins, permitidos e proibidos, saudáveis e maléficos, torna ainda mais complicada a relação das pessoas com a comida, além de ser uma das maiores responsáveis pela culpa atrelada ao ato de comer.

Em outras palavras: gastamos muita energia prestando atenção no que não é necessário (alimento bom ou ruim?) e acabamos por negligenciar aquilo que é o mais importante: os sinais internos do nosso próprio corpo, como fome e saciedade.

E como começar essa busca pela alimentação saudável e qualidade de vida em meio a tanta informação desconexa?

O apoio do profissional nutricionista visa estimular cada pessoa a fazer suas próprias escolhas alimentares, contemplando seus desejos, emoções e percepções sobre sua alimentação, respeitando sua cultura e regionalidade. Nesse modelo o nutricionista guia e facilita o processo de escolhas alimentares mais saudáveis e necessárias. Quando realizado de maneira afetiva e segura, promove mudanças reais e sustentáveis.

Buscar um profissional que tenha um perfil de aconselhamento, em vez da abordagem nutricional mandatória prescritiva, torna a mudança efetiva. O nutricionista pode fazer uma enorme contribuição à vida das pessoas. Seu trabalho vai além da nutrição celular, da suplementação, dos micros e macronutrientes: na verdade, engloba, por exemplo, a maravilhosa relação do ser humano em comer o primeiro pedaço do bolo quentinho na casa da vó, tomar aquela cervejinha no calorão do verão, sem que isso comprometa a sua saúde.

O nutricionista será um facilitador no processo de identificação dos problemas nutricionais, apontando possíveis ligações entre emoções e comportamento alimentar, dando apoio e auxiliando na busca de estratégias para as necessárias mudanças.

Comida é nutrição, mas também é conforto, prazer, celebração e cuidado.

A partir de um diálogo interativo e criativo, baseado em ajustes de porções, distribuição harmônica dos alimentos, disponibilidade de tempo para comer, avaliação sobre fome, apetite e saciedade, considerando cultura e regionalidade, **o plano alimentar ajusta-se a cada indivíduo, e não o contrário.**

Quanto mais **a relação com a comida for compreendida e correlacionada com a vida**, menos chance haverá de se tornar um problema sem solução.

Qual a melhor dieta?

Dieta é o conjunto de alimentos e bebidas ingeridos usualmente por uma pessoa. A palavra "dieta" tem origem no latim *diaeta*, que vem do grego "díaita", que significa "modo de vida".

Em primeiro lugar, você precisa entender que não existe a melhor dieta! Existem estratégias pontuais que podem e devem ser utilizadas, dependendo do objetivo; porém, para **uma mudança efetiva e gradual na sua qualidade de vida**, livre-se de toda dieta restritiva com data para terminar. É necessário identificar o que mais prejudica a sua alimentação e mudar!

Por isso é importante se esforçar, experimentar, testar, sair da zona de conforto e, aos poucos, ir descobrindo aquilo que funciona melhor para você.

Não é errado comer de três em três horas, o errado é dizer que essa é a única forma correta de se alimentar, sob pena de ter o metabolismo reduzido.

Alimentar-se de forma saudável vai além dos nutrientes no seu prato, inclui saber lidar com o ato de comer com leveza e tranquilidade. Sem culpas, sem fatalismo, mas com muita consciência! Desde que você saiba o que está fazendo, a responsabilidade das escolhas é sua! Escolha fazer o certo na maior parte do tempo e curta os momentos de exceções ou as famosas "jacadas". Sem contar que os alimentos ficam muito mais gostosos quando entendemos a ciência que existe por trás deles!

É claro que existem dietas específicas quando se trata de doenças metabólicas ou de um atleta que necessita de alto rendimento em seu esporte, ou até mesmo de doenças relacionadas a alimentos (intolerâncias, alergias); mas **é importante ressaltar que estamos falando de indivíduos sadios, com necessidades fisiológicas normais, visando a prevenção de doenças**.

Dito isso, não caia na besteira de acreditar que somente o jejum, ou a dieta da proteína, ou a dieta do baixo carboidrato, ou a dieta da lua, é efetiva. A dieta em si não melhora nossa relação com a comida e, consequentemente, não muda de fato aquilo que precisa melhorar.

O segredo é entender que todas as estratégias nutricionais são válidas desde que aplicadas na hora certa. Uma boa dieta é aquela que, além de atingir o objetivo, seja ele mudança de hábitos, reeducação alimentar, perda de peso, também é considerada saudável do ponto de vista da nutrição. Estar bem orientado e aberto às possibilidades ajuda e muito nesse desafio.

Reeducação alimentar pode levar mais tempo, mas sem dúvida é o trajeto mais seguro para promoção de qualidade de vida. Ela nos ensina como nos alimentarmos de forma consciente e nos leva a uma mudança de hábitos alimentares de forma gradativa, entendendo onde estão os erros e as consequências deles, para saber o que é necessário alterar.

A mudança de hábitos nos leva a resultados positivos e duradouros.

Para começar: dicas básicas e fáceis para melhorar a alimentação

- ✓ Não foque em alimentos bons e ruins: nenhum alimento por si só tem o poder de prejudicar ou melhorar sua saúde. É necessário entender o hábito alimentar e o equilíbrio entre todos os alimentos que compõem a sua dieta.

- ✓ Não elimine o carboidrato (ou outro nutriente) da sua alimentação, pois ele é o principal combustível do nosso cérebro.
- ✓ Prefira alimentos frescos e minimamente processados para compor a base da sua alimentação.
- ✓ Reduza o consumo de sal e açúcar, separando pequenas quantidades para o preparo dos alimentos.
- ✓ Dê preferência às preparações assadas, grelhadas e cozidas – evite frituras e *fast food*.
- ✓ Realize, no mínimo, cinco refeições ao dia (café da manhã, almoço, jantar e lanches intermediários).
- ✓ Hidrate-se: beba no mínimo oito copos de água por dia.
- ✓ Crie o hábito de ler os rótulos dos alimentos para realizar melhores escolhas.
- ✓ Aprenda a cozinhar! Temos muitas opções de sites que ensinam isso de maneira simples, fácil e muito saudável.
- ✓ Dê à alimentação o tempo que ela merece.
- ✓ Beba água! Não beba suas calorias em sucos e refrigerantes.
- ✓ Congele alimentos! Como já diria minha avó, quem congela sempre tem. Faça uma quantidade maior daquele prato que você mais gosta e congele em porções pequenas para ter sempre à mão uma refeição completa e nutritiva. Os congelados são opções práticas e acessíveis, e a maior parte dos alimentos não perde suas propriedades no congelamento. Quase todos podem ser congelados, dá até para montar "marmitinhas".
- ✓ Dentro do possível, organize seu dia para comer com calma. Essa tática faz você ingerir menos comida e saborear os alimentos.
- ✓ Não espere a fome bater para satisfazê-la! Antecipe os horários em que costuma sentir fome e a partir daí programe-se para ter itens leves e saudáveis à mão.
- ✓ Evite usar a comida como forma de relaxar em um dia estressante ou como uma recompensa. Tudo bem fazer isso eventualmente, mas usar isso todos os dias como válvula de escape pode ser um problema. Tente encontrar alternativas como ir ao cinema, ler um bom livro, tomar um bom banho ou ouvir um pouco de música.
- ✓ Estipule um limite para o consumo de álcool ou alguma guloseima que possa ser escape em épocas estressantes. Isso racionaliza a ingestão, evitando exageros e desconfortos.
- ✓ Faça um diário alimentar. Escreva o tamanho das porções (nem que seja aproximado, ou fotografe), os temperos, as bebidas, o horário... isso aguça a consciência.
- ✓ Dê muita importância ao seu SONO. Você pode melhorar a qualidade, por exemplo, desativando as notificações de aplicativos de celular quando for

dormir e ainda minimizar a emissão de luzes ao anoitecer, que atenuam seu impacto negativo sobre o sono.

Ao mesmo tempo que essas dicas são um grande desafio, elas também transformam sua jornada em oportunidades únicas na busca da transformação pessoal e da vida saudável.

Comecei, e agora? Sobre nutrição na atividade física

Quando começamos a praticar uma atividade física, a primeira coisa que pensamos em relação a nossa dieta é: e agora? Preciso tomar suplementos e fazer pré e pós-treino? Qual o fracionamento correto das refeições?

CALMA! Tudo vai dar certo!

Entenda que fazer o pré e pós-treino é completamente opcional e 100% relativo ao objetivo de cada pessoa. Depende de você e da estratégia que você acordou com seu nutricionista para atingir seu objetivo.

"Mas é possível treinar sem comer antes? Não vou perder massa magra?" Perda de massa magra se dá, principalmente, quando não há princípio de sobrecarga (treino). Ou seja, a pessoa que NÃO TREINA perde mais massa magra que a pessoa que treina.

O mais importante sobre esse assunto é entender que você não precisa se preocupar exclusivamente com o que vai comer antes da atividade física. Essas refeições podem ser importantes para você não sentir fome, por exemplo, mas **na verdade o pré-treino é feito de todas as refeições que você realizou no dia ou na noite anterior, pois nosso corpo utiliza a energia que ele possui de reserva, o famoso glicogênio**. Treinar em jejum pode, e não significa que você terá mais disposição ou maior perda de gordura corporal. Ainda: é preciso estar adaptado para essa estratégia e depende de acompanhamento profissional.

Já o pós-treino é uma refeição bastante importante e que exige atenção, pois é ela que faz você repor os nutrientes que você esgotou e ajudar na recuperação da musculatura. Mas não precisa sair correndo engolindo o primeiro suplemento que os colegas indicam pela frente: seu corpo leva um tempinho para entender esse esgotamento, então dá tempo de ir para casa ou para o trabalho fazer a sua próxima refeição em paz.

A suplementação

A suplementação serve para complementar a dieta. Se for para investir, faça esse investimento na sua alimentação. De nada adianta ter uma má qualidade da alimentação diária e tentar consertar com suplementação. A base da dieta precisa ser o ALIMENTO.

O suplemento alimentar não é necessário para esportistas – ele é necessário para ATLETAS. Para pessoas fisicamente ativas, ele é uma **conveniência**.

O **esportista** (pessoa fisicamente ativa) é aquela pessoa que realiza alguma atividade esportiva, como corrida, musculação, natação, esportes coletivos, **sem caráter profissional**. O **atleta** é o esportista que apresenta um nível profissional e atinge **altos níveis de desempenho**, tendo como foco a competição.

Nutrição e atividade física têm uma importante relação. Através de uma nutrição adequada com ingestão equilibrada de todos os nutrientes, pode-se melhorar a capacidade de rendimento do organismo, MAS nunca duvide do básico: disciplina com alimentação saudável e equilibrada + água + descanso necessário é sempre a melhor estratégia para um excelente rendimento físico que suplementar proteína, antioxidantes e/ou vitaminas.

Sobre disciplina

Disciplina não é sinônimo de ditadura à mesa ou na academia.

Você pode e deve ter flexibilidade com suas decisões. Pondere sempre e seja responsável por elas. Traçar metas é fundamental para mantê-lo no caminho.

O auxílio profissional é valioso para ditar a evolução de suas metas e agregar segurança. Fique de olho para não se deixar levar por metas preestabelecidas sem refletir sobre elas. Respeite sua motivação e seu organismo.

Mais saudável que só comer brócolis é o equilíbrio de poder consumir brócolis e sorvete. Pense nisso!

Mitos sobre alimentação

1. **Comer de três em três horas evita reduzir o metabolismo. MITO!** Essa é apenas uma das muitas abordagens nutricionais e não prejudica o metabolismo.
2. **Aeróbico em JEJUM emagrece. MITO!** O que emagrece de fato é a restrição calórica ao longo do dia, e não o fato de estar em jejum. Ainda: alguns acreditam que essa estratégia seria a ideal para maior perda de gordura corporal, mas nenhum estudo clínico comprova a evidência disso.
3. **Comer de noite engorda. MITO!** O que manda no emagrecimento é o BALANÇO ENERGÉTICO, independentemente do horário em que as refeições são consumidas.
4. **Pão engorda. MITO!** Nenhum alimento isolado é responsável por perda ou ganho de peso; o contexto alimentar é o mais importante para tais efeitos.
5. **A reeducação alimentar deve ser algo individualizado. VERDADE!** Em geral, a substituição de alimentos industrializados e processados por "comida de verdade" é a base da reeducação alimentar. No entanto, cada organismo possui suas necessidades individuais, e um nutricionista pode criar um cardápio que atenda à rotina do paciente.
6. **Gorduras devem fazer parte da nossa alimentação. VERDADE!** Existem diferentes tipos de gorduras e consumir algumas delas é essencial para os processos fisiológicos. As gorduras contidas em alguns alimentos naturais reduzem os riscos de doenças do coração e infarto. Então, **saber qual gordura deve ser cortada da dieta é a dica.**
7. **Parar de comer glúten vai fazer você perder peso e ficar saudável. MITO!** Novo grande vilão das dietas em todo mundo, o corte total do glúten só é indicado, por motivos de saúde, a pessoas que têm intolerância ou sensibilidade a esse ingrediente. Em outros casos, você pode apenas estar privando seu corpo de uma grande quantidade de alimentos.
8. **Água com limão emagrece. MITO!** Apesar do limão ser um alimento rico em vitamina C e trazer diversos benefícios para a saúde, não se pode afirmar cientificamente que essa substância elimine gordura corporal.
9. **Consumir sempre os mesmos alimentos pode gerar danos à saúde? VERDADE!** Manter uma dieta monótona (ex.: frango, ovo e batata doce), com base sempre nos mesmos alimentos, é prejudicial, pois não fornece ao corpo todos os nutrientes essenciais. É importante sempre variar e ter um prato bem colorido, com muitos nutrientes.
10. **Treinar transforma gordura em músculo. MITO!** O treinamento, ASSOCIADO A UMA ALIMENTAÇÃO ADEQUADA, pode reduzir a gordura corporal através das vias metabólicas de utilização de energia e aumentar massa muscular devido ao estímulo, mas nunca um se transforma no outro.

11. **Manteiga no café acelera o metabolismo e emagrece. MITO!** Não existe nenhuma comprovação científica sobre isso, e incluir a manteiga vai fazer com que seu consumo energético ao longo do dia aumente, o que pode até engordar.
12. ***Detox* e *superfoods* são imprescindíveis na alimentação saudável. MITO!** Não existem alimentos ou bebidas com superpoderes. O conjunto de bons alimentos e hábitos saudáveis na sua rotina levam à excelência. Além disso, intoxicação alimentar é uma coisa séria e muitas vezes requer cuidados médicos.
13. **Gim é menos calórico. MITO!** 100ml de gim, uísque ou vodca tem aproximadamente o mesmo valor calórico. Melhor opção é a bebida que você consegue consumir em menor quantidade.
14. **Fazer reeducação alimentar ou dieta pouco restritiva funciona. VERDADE!** A chance de você manter uma dieta muito restritiva ao longo do tempo é praticamente nula, então o mais importante é encontrar equilíbrio dentro da alimentação.
15. **Adoçante causa câncer. MITO!** O consumo equilibrado de adoçantes dietéticos é seguro para a saúde. Não existe comprovação científica de maior incidência de câncer em pessoas que o consomem dentro das recomendações diárias.

Metas a longo prazo?

Uma meta é um pensamento com o compromisso para torná-lo real.

Traçar uma meta de alimentação equilibrada e variada, junto da prática regular de atividade física, nos permite ter boa saúde e regalias à mesa de vez em quando. "O que é mais saudável: um bolo de chocolate ou uma maçã?" Tudo depende do contexto onde está inserido esse alimento. Se você estiver em uma festa de aniversário, por exemplo, cheio de vontade de compartilhar da alegria do anfitrião e experimentar um pedaço de bolo, apenas uma fruta não vai deixá-lo satisfeito.

A saúde envolve corpo, mente e nossa relação com os outros. Por isso, não seja radical em nenhum dos aspectos que envolvem seu bem-estar.

Algumas dicas são importantes para traçar metas a longo prazo:

- ✓ Não se proíba de comer determinados alimentos e tenha **atenção aos excessos**. No lugar da privação, moderação.
- ✓ Beba mais água.

- ✓ Mastigue devagar saboreando o alimento e prestando mais atenção às suas necessidades.
- ✓ Coma sem culpa.
- ✓ Coma simples.
- ✓ Respeite sua FOME *versus* sua SACIEDADE.
- ✓ Priorize e separe horários em sua rotina para cuidar da alimentação e da atividade física, em vez de "aproveitar o tempo livre" para eles.
- ✓ Coloque tudo no papel para não esquecer.
- ✓ Mantenha o corpo sempre em movimento.
- ✓ Busque um ideal **sustentável**!

E, mesmo assim, pequenos deslizes vão acontecer no meio do caminho – e tudo bem. Só volte a caminhar! Volte aos trilhos! Não se entregue e recomece quantas vezes forem necessárias. Mantenha sua mente atenta às armadilhas, como acomodar-se, deixar de fazer esforços, manter a situação que não lhe agrada ou, ainda, "amanhã eu começo". Faça agora, não espere porque "já foi". Uma exceção não vai derrubar todos os seus resultados.

> *A excelência física vem da excelência mental.*
> *Clara Hughes*

Case: sim, sou maratonista!

José Guilherme Grigolli Martins

Quem poderia imaginar que eu, um jovem que sempre fui considerado "fortinho", e que durante meus vinte e poucos anos ficava feliz em manter meu peso próximo aos 85 quilos medindo 1,69 metro, encontraria no trabalho a realização do sonho de muitos: comer bem sem gastar dinheiro do próprio bolso!

Em 2004, tive a oportunidade de entrar em uma grande empresa de auditoria contábil. Um dos padrões nos contratos firmados à época era que, após oito horas de trabalho, a equipe tinha o direito ao reembolso de refeições sem limites de valor! Diante disso, todos já se organizavam para que durante as oito horas normais de trabalho não exagerássemos nas refeições, pois, com uma jornada que durava em média 15 horas por dia em frente ao computador, nossa meta pessoal era extrapolarmos as oito horas padrão para termos o direito às famosas "orgias alimentares", como apelidamos o período noturno de trabalho.

Meu primeiro intervalo era próximo às 18:30h; eu tinha por hábito comer ao menos seis carolinas bem recheadas com doce de leite e cobertura de chocolate, um pedaço de bolo recheado, um delicioso misto quente no pão francês com o dobro de recheio, 150 gramas de pão de queijo e a minha dose periódica (três em três horas) de 600 ml de refrigerante. Como não tínhamos muito tempo nesse primeiro momento, costumava levar para a estação de trabalho, pois assim eu conseguiria, na minha cabeça, ser mais eficiente com o tempo e nem percebia muitas vezes o que comia, ou seja, muitas vezes comia porque não precisava me preocupar com o dinheiro.

Após algumas horas de mais trabalhos intensos, iniciava-se a segunda parte do jantar, onde intercalávamos hambúrgueres, batatas fritas e milkshakes com pizzas, muitas pizzas, ao menos sete pedaços. Era realmente uma maravilha! Só que o corpo sentiu e após um ano e meio nessa rotina praticamente diária já estava pesando próximo dos 100 quilos. Eu me sabotei muitas e muitas vezes e preferia ficar trabalhando no cliente, mesmo que não tivesse uma demanda necessária, para poder comer. Além do *fast food* eu havia acrescentado duas barras generosas de chocolate; uma no meio da tarde e outra entre as duas partes do meu jantar. E quando não estava comendo no trabalho, em casa era também bem interessante, com muita comida e repetidas vezes por refeição. Quando havia sobremesa caseira era muito comum eu comer sozinho em uma única refeição um pudim inteiro, que serviria ao menos de seis a oito pessoas; nos jantares de final de semana era ao menos uma pizza inteira para mim e uma outra para as outras pessoas da casa; quando íamos em hamburgueria, por exemplo, eu comia três sanduíches com batata frita, refrigerante e sobremesa. Sem perceber, perdi totalmente a consciência do que deveria comer; comia tão-somente pelo simples fato de comer!

Em 2008, decidi escutar alguns conselhos que minha esposa sempre me deu e eu não ouvia antes. Vale lembrar que esta mesma mulher que teve diversas conversas "indiretas" para mudar meu *mindset* é a mesma mulher já formada há alguns anos em nutrição – e antes de ficarem perguntando, sim, sou casado com uma nutricionista! Era muito bom, mas ao mesmo tempo ruim, pois meu maior desafio diário passou a ser, dentre outras coisas, a minha força de vontade em aplicar o que a nutricionista tentava me explicar, pois eu tinha muita fome e as pessoas que estavam ao meu redor insistiam em oferecer sempre mais e mais comida. Em números gerais, eu teria que passar de aproximadamente 5.000 kcal diárias ingeridas para metade, ou seja, 2.500kcal, considerando que iniciasse uma atividade física. Mas eu consegui iniciar essas mudanças. Passadas algumas semanas, todos começaram a observar minhas mudanças diárias (e principalmente no período noturno), e a maioria dessas pessoas passou a entender que eu estava com foco no meu objetivo, que era comer melhor, perder peso e ainda praticar atividade física. Um dos pontos observados pela nutricionista era que a perda de peso e o equilíbrio da minha saúde (colesterol, triglicerídeos e essas coisas todas que estão ruins quando não se tem uma vida saudável) não dependiam somente do "fechar a boca", mas sim de praticar uma atividade física que acelerasse meu metabolismo.

E assim decidi entrar para o mundo da corrida. No início foram diversas provas de corrida de rua, entre 5km e 21km, para só então participar da minha primeira maratona (42.195m). No preparo para a maratona, eu consegui perder bastante peso, mas de forma gradativa. Com o volume dos treinos a cada mês maior e fazendo um programa de reeducação alimentar, em três anos eu já estava apto a fazer a maratona, e assim reduzi meu peso para 93kg no primeiro ano, 82kg no segundo ano, até atingir meus 77kg e me sentir bem fisicamente para iniciar os treinos intensos que fazem parte da rotina para esse tipo de prova. Durante os treinos eu tinha tanta fome, principalmente nos treinos mais longos, que comia tudo e mais um pouco, sem me preocupar muito com a interferência disso na minha performance ou qualquer outra coisa, pois não tinha qualquer referência nessa distância. Nos dias que antecedem os treinos longos (entre 26km e 32km) eu comia uma boa quantidade de carboidratos para que no dia seguinte eu estivesse com bastante energia estocada, e também nos meus pós-treinos, que eram sempre refeições ricas, equilibradas e diria que também volumosas.

E então surgiu um grande "problema": gostei demais de correr essa distância. Desde 2014, minha primeira prova, comecei a buscar melhorias em minha performance e cometi meu principal erro muito básico: passei a dar ouvidos aos meus colegas de corrida, que tinham suas "fórmulas mágicas" e falavam muitas coisas sem qualquer fundamento técnico sobre suplementos pré e pós-treinos e outros. Imaginei que parte da minha nova equação milagrosa seria tentar perder cada vez mais peso e aproveitava aqueles treinos longos onde perdia muitas calorias e não fazia o pós-treino adequado. Comia qualquer coisa, sem me preocupar com o valor nutricional. Também é muito importante dizer que a metodologia da minha nutricionista é a de que tudo que você precisa está de forma muito acessível em diversos alimentos, e ela sempre preparava minhas refeições com esse equilíbrio, mas decidi de forma disfarçada (pelo menos na minha cabeça) comer menores quantidades, principalmente nos pós-treinos de corridas longas, e o resultado foi simples: toda vez que estava no final do ciclo dos treinos (aproximadamente 10 dias que antecedem as provas) meu sistema imunológico ficava destruído, devastado e com isso minha performance era ruim.

Depois de algumas tentativas fracassadas (entre 2015 e 2018) de buscar uma melhora significativa em minha performance, minha nutricionista teve uma conversa franca comigo e falou que, sim, eu estava acima do meu peso para a conquista que eu tanto desejava, porém se eu a escutasse e voltasse com a minha disciplina nas refeições e nos treinos durante todo o período de preparação para a prova, eu teria grandes chances de conquistar meu objetivo. E não é que ela estava certa?! (Lógico!). Foram meses de algumas restrições, mas o mais importante é que eu não passava fome durante o dia a dia e meus treinos, sendo que toda a base das minhas refeições era composta por "comida"; quando menciono comida me refiro a arroz, feijão, carnes, saladas, verduras e frutas; tudo isso numa boa quantidade e volume – e vale a pena reforçar que sempre de forma equilibrada.

O resultado disso: consegui o que eu acreditava que nunca seria possível; simplesmente meu peso baixou para 68 kg, ou seja, uma redução em todo o processo de treinamento (aproximadamente 12 semanas) de 8kg e o melhor, sem ter problemas com minha imunidade e consequentemente sem gripes, resfriados, sinusites e todas as doenças comuns que sempre surgiam durante o processo de treinamento. O prêmio para todo o empenho foi a conquista do meu principal objetivo para o ano de 2019: redução de 18 minutos em minhas maratonas, atingindo a marca de 3 horas e 22 minutos.

Constantemente recordo de uma frase inspiradora do ex-presidente dos Estados Unidos, Barack Obama, em um dos seus discursos de campanha em 2008: "a mudança não acontecerá se nós esperarmos por outra pessoa ou se esperarmos por algum outro momento. Nós somos as pessoas pelas quais esperávamos. Nós somos a mudança que buscamos". E assim como eu consegui atingir meus principais objetivos definidos à época, após sete meses o famoso "efeito sanfona" não apareceu em minha vida, e tenho certeza que grande parte disso é o fato de que não fiz simplesmente uma dieta para atingir um objetivo específico, mas um processo de reeducação alimentar, onde aprendi sobre a importância e a consciência de consumir os alimentos de forma equilibrada em todos os momentos da vida.

Referências

ATALLA, Marcio; COELHO, Desire. **A Dieta Ideal:** sem mitos, sem milagres, sem terrorismo. São Paulo: Paralela, 2015.

CATRACA LIVRE. Site. Disponível em: <www.catracalivre.com.br/saude-bem-estar>. Acesso em: 06 mar. 2020.

CONSELHO FEDERAL DE NUTRICIONISTAS. Site. Disponível em: <https://www.cfn.org.br/>. Acesso em: 06 mar. 2020.

CONSELHO REGIONAL DE NUTRICIONISTAS 3ª REGIÃO. Site. Disponível em: <http://www.crn3.org.br/>. Acesso em: 06 mar. 2020.

CUPPARI, Lilian. **Nutrição Clínica no Adulto.** 4.ed. São Paulo: Manole, 2018.

LANCHA JR, Antonio Herbert. **O Fim das Dietas**. São Paulo: Abril, 2017.

LANCHA, Luciana. **Luciana Lancha.** Perfil. Disponível em: <https://www.instagram.com/lulancha/>. Acesso em: 06 mar. 2020.

PEDROSO, João Alfredo B. **Mitos & Verdades em Nutrição Esportiva.** E-book.

SOCIEDADE BRASILEIRA DE DIABETES. Site. Disponível em: <https://www.diabetes.org.br/>. Acesso em: 06 mar. 2020.

11. A cardiologia e a superação pela atividade física

José Marco Nogueira Lima

Felizes os que têm o hobby como trabalho, mas isso é a minoria. A maioria precisa de um hobby como uma válvula de equilíbrio para sua vida...

Júlio Caspari

Depois, há um outro limite – você sabe, a morte. Mas o fato de ela ser incognoscível e inegociável não significa que não valha a pena lutar todos os dias. "O problema é que o tempo fica limitado e a energia, muito limitada. A cabeça também, é claro", disse ele. "Felizmente, a curiosidade não acaba."

Martin Scorsese

Reinventar-se

Quando optei por percorrer a trilha Inca através dos *lodges* (*Lodges of Peru*) a intenção era poder caminhar através de trechos de montanhas, limitações que estavam fundadas em um desgaste intenso de um misto de divórcio após 23 anos de casado, a idade fatídica de 50 anos, a disrupção de práticas de corridas de rua, maratonas de SP, treinamentos de corrida nas ruas do bairro do Alto da Boa Vista em SP e treinos de aikido irregulares, com muito mais filosofia do que com práticas físicas. Um agravante para mim e um grande atenuante para os outros, exceto meu melhor amigo e por acaso meu irmão, era que eu era médico, cardiologista, fissurado nos "porquês" e nas fisiopatologias ou, de forma mais simples: "como é o mecanismo para esse funcionamento, com bases palpáveis, científicas e reproduzíveis".

Sempre fui fascinado por mecanismos e, portanto, amo a física. A capacidade de suplantar os limites do tédio de uma corrida de longa distância, no meu caso acima de 15-18km, basear-se no "moto contínuo" cerebral do pensamento onde eu divagava muito mais lento do que o mesmo mundo à minha volta. Eu ficava vigiando pelo relógio minha frequência cardíaca, o limite máximo, mínimo e as flutuações com os relevos do caminho. As passadas tinham uma harmonia com os movimentos dos braços por breves momentos e, frente ao relevo, novas adaptações. E exercício repetitivo me proporciona a paz que permanecia por horas. Eu fui buscar nas informações técnicas médicas os fundamentos para as atividades.

Quando fui para trilha Inca eu estava tentando reencontrar a minha harmonia com o esporte e o prazer que a serotonina produzida me trazia. Apesar dos trajetos diários com o grupo na trilha Inca, eu ficava divagando comigo mesmo dos vários porquês para estar nessa fase da vida assim. Tinha tido há pouco confirmação de que os vários episódios de hipoglicemia transitória eram o prenúncio de uma diabetes, o que seria uma fria frente ao fato de ser magro e já fazer uma alimentação sem excessos.

Os novos limites que se fizeram presentes foi que o meu corpo tem uma memória "muscular e mental" não proporcional à minha idade cronológica, quando faço a comparação com a média populacional. Abençoada genética, mas a não adaptação do ferramental ósseo-articular, com a boa qualidade muscular que eu estava, abria brechas para tropeções e quase quedas cinematográficas. Mico que ao término da trilha me fez considerar retornar aos treinos periódicos.

"A nossa memória muscular é muito mais perigosa do que a nossa mental...", pois a perda do treinamento físico regular impacta em nossa qualidade de vida no presente e muito mais no futuro. Após a trilha Inca e esbarrar beneficamente com uma companheira para o que desse e viesse, optei por radicalizar, e com treino e muito pouca regularidade fui encarar a travessia da Serra Fina. Para me assegurar de que a companhia era a certa (?!?!) fiz um convite meio "Araribоias Tour" – seu programa de índio ou seu dinheiro de volta!! – como meu irmão sempre descrevia os acampamentos e viagens para montanhas e confins.

Fizemos a trilha, sendo eu o segundo mais idoso do grupo, porém com "conhecimento" de *escalaminhadas*, montagem e afins de acampamentos e com "sevirabilidade", como meu futuro concunhado dizia, para encarar desafios e estar apto para me adaptar. A capacidade de você vencer desafios está no tamanho da barreira que está a sua frente. Esta pode ser encarada de vários pontos de vista, inclusive contornadas ou reduzidas a partir do ângulo de sua visão. A viagem foi de um aprendizado absurdo de resposta física muscular e descoberta de vários pontos de deficiência. Aberta nova lista de demandas!!! Após efetuar viagens ao exterior e deparar com roupas, ferramentas de escaladas e botas, a febre da montanha como desafio chegou.

Após um percalço temporário no relacionamento, optei por nova fuga para "Arariboias Tour"... fui fazer a viagem para o monte Roraima em pleno carnaval. Pouco tempo antes eu tinha feito uma viagem para os cânions no Rio Grande do Sul – Aparatos da Serra. A viagem para Roraima foi um misto de calor extenuante da Amazônia com o "microclima" do cume, com temperaturas médias de 10 a 12 graus com chuva! Programa este que me permitiu sentir os contrastes e as aptidões físicas que seriam necessárias. Aí encontrei um grande amigo e companheiro de viagens para as altas montanhas. A experiência que ele tinha de grandes viagens de Land Rover Defender 4x4 diesel e associado aos locais em que ele já havia estado no mundo me deram uma nova perspectiva. Eu tinha que treinar... treinar o corpo, a mente e principalmente aprender a me adaptar às futuras necessidades. A anatomia, histologia e fisiologia do coração não eram suficientes.

Como trabalhar com o condicionamento físico e parâmetros de saúde e segurança? Eu tinha um filho que estava prestes a entrar na faculdade, estava decidido a começar uma vida a dois novamente e dessa vez havia novas demandas e obstáculos.

Mito: aptidão

> *Aptidão: s. feminino – 1. disposição inata ou adquirida (para determinada coisa); 2. série de requisitos necessários ao exercício de determinada atividade, função etc.*
>
> *Dicionário Houaiss.*

Em primeiro lugar, não acredite nunca que um fulano ou sicrano tem aptidão para isso ou aquilo. Se você se considera "único", corra, porque se descobrirem isso você certamente será dissecado em algum plano de outra dimensão!

Existem exceções, como Albert Einstein, Wolfgang Amadeus Mozart, Mahatma Gandhi, Adolf Hitler, Átila, o Huno, Carlos Ribeiro Justiniano das Chagas (doença de Chagas); Robert E. Gross (primeira ligadura com sucesso em uma Persistência do Canal Arterial – PCA – cirurgia cardíaca em 1945) e tantos outros nas mais diferentes áreas... mas vamos ter os pés no chão... se você acha que é a "cocada do pedaço", você certamente não estaria lendo este capítulo. Como meu irmão, como um fantástico administrador, repetiu inúmeras vezes: "não tem almoço de graça". Se você quer algo, você tem que empregar o seu mais valioso tesouro: seu tempo.

A capacidade de organizar sua bagunça de vida quando resolve "mudar de vida" é um mega desafio. A capacidade de organizarmos a nossa vida, nos mais diferentes momentos desta, é uma vitória sobre os nossos próprios limites. As nossas prioridades básicas são alimento, saúde e segurança. Desde os primórdios da minha vida como cardiologista, observo uma paixão – literalmente das pessoas para os "seus corações". Em nossa rotina diária pode sim ser acrescido ao despertar um alongamento por 5 a 10 minutos com uma rotina de movimentos. Isso vai modificar as nossas próximas horas após despertar. Preparar um lanche para o meio da manhã e da tarde, garantirá nosso equilíbrio para as várias demandas das nossas rotinas de trabalho. Acrescentar uma lembrança através de alarmes discretos no celular ou nos relógios para realizarmos rotinas, por exemplo, levantamentos nas pontas dos pés (panturrilhas, coxas e pés), transforma a nossa capacidade de bombear com potência o nosso retorno venoso.

Não querendo ser chato, mas como você acha que o sangue volta dos pés e extremidades para o coração? Afinal, o sangue é pesado, muito mais que a água, e o coração é uma bomba de empurrar o sangue e não de "chupar" o sangue das pernas e extremidades.

Lembre-se de que todos nós estamos ficando mais velhos. Sem musculaturas bem formadas seremos fadados a cadeiras de rodas ou similares. Cada um de nós, e somente nós, pode garantir a nossa qualidade de vida. Assustadoramente, viveremos mais do que os nossos avós e, quiçá, os nossos pais. A nossa segurança é baseada em equilíbrio e conhecimento.

Caso não tenhamos conhecimentos básicos sobre nossas condições de saúde, tais como nossas variações pressóricas ao esforço, em repouso e sob estresse mental, não teremos segurança para cada dia da vida em nossas rotinas e nas diferentes comunidades. A nossa função básica tireoidiana, função renal, função hepática e eletrólitos mapeiam os quadros atuais da nossa saúde. Um teste ergométrico em esteira associado ao ecodopplercardiograma após uma anamnese e exame físico com uma ausculta cardíaca e pulmonar pode fornecer importantes parâmetros cardiovasculares para uma saudável execução das propostas de atividades físicas e rotina.

As atividades propostas podem ser compostas de:

- ✓ caminhadas, nos períodos possíveis disponíveis no início ou ao final do dia;
- ✓ subir escadas para os moradores de apartamentos.

Combine uma proporção de duas a três subidas para uma descida dentro das suas condições. O importante é criar rotinas e metas. As academias são ótimos espaços para quando já adquirimos uma rotina. Sugiro não investir tempo e dinheiro inicialmente nelas antes de incorporar hábitos. Pense sempre nas possibilidades de um professor particular para ajudá-lo na rotina com os objetivos, exercício e execução nos aparelhos. Comente sempre as suas intenções futuras e o tempo disponível para executá-las. Procure um profissional médico que faça atividades físicas e desconfie dos críticos de atividades externas.

Qual é a fórmula da saúde?

Se alguém soubesse a fórmula, com certeza estaria patenteada e sob prateleiras com custos proibitivos. Não espere "**a**" resposta de nutrição, consciência corporal, preparador físico, *master coach* e amigo do peito dentro do seu cardiologista. Ele é somente um cardiologista. Quando você questiona sobre situações inusitadas você certamente está pedindo hipóteses e não caminhos. Vários exames de rotinas e mais um tanto que podem ser realizados com "perguntas" específicas contribuem muito para uma avaliação, mas não espere com isso um *voucher* para escalar o Denali ou participar da *Comrades* (ultramaratona de 89km na África do Sul), seja isso em qualquer sentido – anualmente essas corridas ocorrem em um trajeto no sentido da costa para o planalto ou inversamente.

Os exames de rotina e muito mais específicos foram idealizados como um "screaming" e não como um escrutínio divino. Assim, faça sua avaliação com uma rotina adequada para os graus de intensidade que você for atingindo. Vá atrás dos vários profissionais de cada área para abordagens mais seguras e atuais proporcionalmente à sua "especialização" ou aprofundamento. Infelizmente, na maioria das vezes um médico de família talvez não esteja preparado para as diversas demandas e mudanças de hábito salutar aos quais você será submetido.

Foco é como um mantra, uma meditação...

Na minha ida para a Bolívia a fim de aprender as técnicas de escalada no gelo, tive um encontro com vários e novos desafios: aprender a andar com botas duplas, grampos, manejo de camadas de roupas, seguranças, manejo de "piquetas", andar com "stikes", trabalho com luvas em camadas, tirar fotos sem as luvas rapidamente e tantas outras necessidades que me fizeram sair da minha zona de conforto e conhecimento para um furacão de dados e detalhes que exigiam sobretudo foco. Foco que a prática médica ao longo da vida estava vinculada com rotinas absolutamente distintas e não aplicáveis. Ao final desse aprendizado, eu já estava contaminado pela natureza, de forma bem darwiniana... ou as espécies se adaptam ou são eliminadas.

Meu novo objetivo, após toda a maravilha que foi estar no Condoriri – também chamado Kunturiri (5.684m) – e poder chegar ao cume do Huayna Potosí (6.088m) seria o Aconcágua... queria fazer essa expedição!!!

Vontade dá... e... passa!!... nem sempre!?!?

Assim que eu defini o objetivo de fazer a expedição para o Aconcágua (6.962m), uma série de decisões foram efetuadas na sequência. Treino era a opção única e dependia da minha capacidade de organizar minha vida profissional, minha vida pessoal e minha cabeça. Isso passou por nutricionista de esporte, um teste ergométrico combinado com espirometria, um teste de perfusão miocárdica com exercício e uma longa aquisição de materiais específicos (eu tinha sofrido com as botas alugadas na Bolívia) e as dificuldades para providenciá-los no Brasil. Muitas pessoas, como amigos que viajaram para o exterior, EUA e Europa, foram incomodados e "alugados" para trazerem pequenas (enormes) encomendas. Minha namorada na época (minha esposa atual) pagou "um mico" na casa de uma grande amiga em Miami para trazer uma bota rígida que somente foi usada quase dois anos depois no Mont Blanc. A minha mudança de comportamento e minha adaptação às necessidades e impossibilidades foram um intenso ensinamento. Um líder nessa ocasião me foi apresentado, um alpinista, uma das poucas pessoas que ao longo do tempo tive a oportunidade de chamar de "líder". Uma personalidade única em organização e métodos! E ao longo do tempo um grande amigo.

A viagem para o Aconcágua foi via Mendoza, com a chegada e a montagem da Duffle de 120 L, da mochila cargueira de 70 L + 15 L, do monte de coisas úteis, outro tanto desnecessárias e supérfluas... carga muito maior que o continente. Dois quilos de medicamentos e materiais de sutura e fixação externa para entorses de tornozelo, o que era necessário e imprescindível para aplacar minha ansiedade e insegurança.

A compactação dos alimentos e materiais para a viabilizar a viagem do dia seguinte foi uma das coisas que muito me marcaram e quase conseguiram me enlouquecer. As possibilidades de ser consumido pela ansiedade é algo, digamos, singelo!!

As possibilidades de aprendizagem em uma jornada, ou, no caso, uma expedição, são enormes.... estão... quando você pode estar aberto a novas informações e, portanto, apto a ser preenchido. Você tem que estar vazio, isto é, capacitado a receber informações. Atenção a uma das máximas da física: dois corpos não ocupam o mesmo espaço ao mesmo tempo! Caso você esteja com todas as ferramentas e respostas para todas as demandas... o que você está fazendo naquele espaço-tempo? Todas as mudanças da frequência cardíaca e pressão arterial são muito dinâmicas. Estar-se adaptando em cada fase da jornada, das necessidades, atendendo aos inúmeros "inputs". Se eu ficasse muito ligado ao risco de acidente, de estar meio que "pulando" de uma pedra para outra nos vários trechos associados ao medo de cair e quebrar o braço, perna ou a cabeça, eu estaria em um contínuo estado de pânico desvairado. Aos poucos você vai interiorizando os momentos, as passagens. As memórias de fatos marcantes da sua vida. Na parte da Canaleta de Gelo, última etapa para o cume do Aconcágua, baixou uma fadiga intensa, que vinha desde o despertar na madrugada em um frio de rachar até aquela subida desgastante e escorregadia. Eu lembrava do meu filho com 1 ano e pouco, nos braços da mãe, segurando uma *squeeze* geladinha de água com eletrólitos na frente de casa na segunda e terceira passagens ao longo dos 28km pré-maratona. O cansaço, o calor, afinal eu tinha iniciado às 5:40 da madrugada e já eram quase 8h da manhã com um lindo e implacável sol de março, cozinhando a alma e a cabeça. A atenção estava centrada nos passos lentos, porém regulares, e na visão lúdica daquela ocasião. Após alguns minutos que para mim foram uma eternidade, cheguei no cume, desabei a chorar, gravar um depoimento para o filho, a namorada e, claro, para o irmão! Foi muito doido. A volta foi maluca e desgastante. Ao chegar de volta na barraca do acampamento alto chamado Cólera a sensação era que eu ia literalmente ter uma síncope (perda súbita de consciência) e rachar a cabeça no chão... mas felizmente não, amém!

Para não dizer que eu não abordei com clareza "FOCO"

Nas jornadas e afins, temos tempo para ir esvaziando as várias pedras e coisas que vamos acumulado na nossa mochila. Ao ter mais espaço interno, vamos conseguindo equilibrar nossas funções fisiológicas e mentais. Atingindo progressivamente estágios diferentes de autorreconhecimento, trabalhar com a consciência corporal em equilíbrio com sua respiração e consequentemente com sua frequência cardíaca. Até parece lance de kung fu e aikido, mas é uma amálgama de descobertas e aprendizados aplicáveis ao nosso dia a dia após o término das viagens e jornadas. As passagens e ultrapassagens dos vários estágios vão promovendo uma bagagem muito mais leve, saudável e útil para os desafios diários. Dessa forma, a vontade de entrar em transe das viagens, preparações e *feedback* sensorial traz uma energia poderosa para vencermos desafios. Aí está uma pegadinha... após o retorno do Aconcágua, retornei ao Condoriri e ao campo base de treinamento (+/- 4.640m) (na Bolívia), no ano seguinte. Meio para meditar e tirar o ranço de não ter ido ao "Chico Alpamaya"! Novo e extenso aprendizado de humildade e escolhas.

Durante a volta, recebo a proposta de ir ao Mont Blanc. Com a experiência de um *expert* viajante, contratamos uma empresa e um guia francês (com avós alemães... não sabíamos). O tal guia, "like" alemão da extinta SS e educado como um parisiense no metrô. Assim, após o perrengue de um francês "super educado e cortês", veio a ideia de um desafio de gente grande! Afinal, estava com 59 anos, fisicamente bem, estável emocionalmente, com o filhote indo para o segundo semestre do quinto ano de medicina e uma companheira muito especial, veio a ideia: "preciso fazer algo que marque essa passagem para os 60".

A meta é ir para o Denali!! – Monte McKinley. O preparo, a logística, a previsão de gastos e sobretudo a renovação dos utensílios e roupas específicas como se fosse para montanhas de 8.000m. Bota (tripla) e adequação de "o que levar e deixar". Afinal, nessa nova jornada, teria que carregar tudo literalmente. Com uma nhaca de trenó, mochila cargueira e ainda um belo receptáculo para o "número 2" de ida e volta da montanha. Estou falando do Denali – Alasca. Ponto culminante da América do Norte, cerca de 1 grau do Polo Norte. Com 6.190m, é, das montanhas, a que possui a maior altura da base ao cume (5.300m ao nível do mar). O Everest tem o campo base em 5.364m (campo sul) e cume em 8.984m. Iniciamos a 2.200m, porém descemos para 1.800m e em seguida continuamos subindo. Após descermos dos monomotores com esqui na geleira, foi um dos pousos mais tranquilos da minha vida. Foi uma viagem linda e inesquecível ao campo base. Começaram as longas caminhadas, arrastando os esquis com carga e as pesadas mochilas cargueiras nas costas, além de um belíssimo balde verde para utilizar de banheiro. Éramos sete pessoas, nove galões (3,6 L) de éter para os fogareiros, sete baldes para as "necessidades" (se você perder... paga multa! Se você trouxer vazio!?! Paga multa!), comida, roupas e afins. Infelizmente descobri que, também no Alasca, a lei da gravidade era válida! Não foi nada fácil descer e subir na neve e no gelo arrastando um trenó que escorregava mais que eu poderia imaginar, sempre com pontaria para o pé e o calcanhar do infeliz que estava arrastando, além da corda que estava segurando o "da frente". Uma corda ancorava um grupo de três e a outra um grupo de quatro. Você imediatamente "foca" nos passos com as raquetes de neve e as botas triplas, nas ondulações dos morros e encostas, e fica ligado com a possibilidade de o chão ruir e ficar pendurado em uma greta.

Foram cerca de 18 horas de caminhada para vencer aproximadamente 20km que separavam o "Base Camp" do campo 2. Estávamos no solstício de verão do hemisfério norte... sem noites! Ficava aquela penumbra de quando o sol se punha por volta das 23 e dava o seu despertar a partir das 4:30 da madrugada – depois disso, dá-lhe sol. Queimar na luz a partir de um horário e congelar em qualquer vento ou quando chegava nuvem é de quebrar resistência e criar resiliência ou... bem, não é dada outra opção. Ou se rolar..., problema seu!!! Fique com uma barraca, éter, fogareiro e comida e aguarde o povo voltar. Foi o maior aprendizado em tão curto espaço de dias. Foram 12 dias para subir e três para descer. Tive uma queimadura de frio de segundo para terceiro grau no quarto dedo da mão direita por dar mole no cume – temperatura estimada de 37 negativo com um ventinho... relativa menor. Quando, quatro dias depois do cume, chegamos à civilização e ao *wi-fi*, três reações distintas: minha esposa, que queria me matar – se eu estivesse próximo!!!; minha amiga de turma e professora de dermatologia (professora do meu filho), que esclareceu que como era só a unha e falange distal (...do meu dedo?!?) eu devia relaxar!!! Afinal, ponta de dedo é como "rabo de lagartixa, caiu nasce outra"!!!! Meu filho, muito brincalhão, após ficar tranquilo porque eu estava vivo e sem risco de vida, perguntou: pai, dá para fazer pinça com o polegar e indicador? "Ah... relaxa que dá para você continuar operando!!"

As lições são aprendidas ou não segundo a nossa disposição e vontade. A nossa vida e nossos hobbies quem determina somos nós e somente nós. A vida é mais curta do que desejamos e mais longa que percebemos, a qualidade de vida que teremos é diretamente proporcional a cada dia que investimos. Não aposte todas as fichas em genética! Seus avós viveram em outra época e sob outras demandas. Seus pais, apesar da proximidade, também sofreram outras pressões na infância e adolescência. Assim como não temos bola de cristal com previsões certeiras, é de bom tom administrarmos nossa vida com respeito e darmos espaço para o nosso ritmo. O coração tem uma função de bombeamento (empurrar o sangue), sem muito amor ou amargura. A influência do meio externo, situações de prazer, intensos conflitos ou tristezas, apesar de influir no nosso ritmo cardíaco, não é o fator preponderante ou mágico para o trabalho de bombeamento. As ocorrências de intensas pressões psicológicas modificam a nossa fisiologia...sim! Afinal, somos animais que evoluíram na escala biológica e sofremos seleção natural. Como parte da escala evolutiva, uma infinidade de reflexos são fruto dessa evolução. Com base nisso, ficamos pálidos sob medo, dor, frio, como mecanismos de defesa – redistribuição sanguínea para órgãos mais importantes do que a pele naquele momento. Assim, não considere que o seu coração irá fazer besteiras sob quaisquer influências.

O coração, como um músculo ultra especializado, tem capacidade de atividade elétrica por toda a sua extensão. Como uma boa estrutura biológica, segue padrões de hierarquia e assim não costuma abandonar certos parâmetros para variações. Quanto à questão de dores no peito, apesar do seu time do coração não deixar você confortável, o bom senso científico fundamenta a necessidade de sempre descartarmos "o pior" e prevenirmos situações de risco de vida. Não é por isso que não podemos modificar nossos hábitos ou aprimorarmos. Toda e qualquer mudança está fundamentada em um desejo de "mudança" ou "adaptação" ao momento da vida, a uma expectativa futura e, consequentemente, presente. Meu irmão, como um fantástico administrador casado com uma fantástica administradora e quase irmã (exceções existem!!! Não é, cunhada?!!!), afirma: sempre comece por partes pequenas e factíveis para as mudanças que se façam necessárias. Pacientes revascularizados, com suportes adequados, são precocemente submetidos a atividade física supervisionada apesar da intensa intervenção realizada. São visíveis os lucros e evoluções obtidos com as atividades, reabilitações e investimentos. Assim, alegar fragilidade não é a solução para a nossa curta experiência de vida.

PARTE IV: SOCIAL, COMPANHEIRISMO E FAMÍLIA

12. Montando um grupo de amigos para treinar

Marcos Rodrigo Siqueira

Mais que ter uma rotina, é preciso ter objetivos práticos e estruturas que ajudem a minimizar os conflitos entre a dedicação à prática esportiva para manter uma vida saudável e trabalho, família, vida social e até economia.

A prática em grupo de afinidades começou com esportes coletivos, como futebol e basquete, mas que foi muito bem adaptado para o grupo de corredores e de triatlo ao qual consegui estender. A experiência foi tentar unir o útil ao agradável e mesmo assim superando uma barreira cultural.

Eu fui literalmente convocado para jogar futebol no time da empresa quando cheguei no norte da Califórnia (brasileiro tem que jogar futebol conosco). Mas as técnicas ou maneiras deles jogarem e treinarem eram muito diferentes das que eu praticava jogando futebol duas vezes por semana no Brasil.

Eles faziam de duas uma: quando pegavam a bola abaixavam a cabeça e tentavam ir com ela dominada até o gol ou davam um lançamento longo para alguém correr atrás da bola e seguir para o gol. Sem passe, drible, tabela, domínio ou habilidade alguma.

Eu morria no campo tentando correr atrás da bola, coisa que para mim antes quem corria era a bola e não os jogadores.

Vi que fisicamente eu ficava para trás e que precisava fazer minha parte por fora para ganhar confiança dos companheiros para um dia poder impor como jogar um verdadeiro futebol.

Resolvi correr 5km na minha vizinhança ao cair da noite. Certo que essa distância era usada para aumentar a resistência e forçar a velocidade, eu ia medindo a performance com base no tempo dos treinos para sempre estar na mesma distância.

Foram três meses nesse treino individual, com frio ou chuva, mas obtendo resultado.

Sempre em um trecho da corrida eu acenava para um grupo de seis a dez corredores que passavam em sentido contrário. Tinham vários biotipos diferentes, ritmos diferentes, mas sempre correndo juntos e falando/conversando.

Até que uma noite de fevereiro, que estava frio e ventando muito, cinco deles não só acenaram como resolveram voltar e correr comigo de volta para casa.... Eu, com meu inglês tímido e até "quebrado", fiquei constrangido com a iniciativa e perguntas desse pessoal. Mas uma parte que entendi foi: vem correr conosco às terças e quintas às 18h, sábados às 7h e domingos são os "longões" (e, claro, não entendi nada dessas estratégias ou termos). Eu disse que iria às terças e quintas, que eram no mesmo horário que os meus e provavelmente em caminhos diferentes apenas.

Fui não só às terças e quintas, que eram em torno de 5 milhas, mas, com ritmo controlado, como no sábado, que eram 10km (6 milhas). Durante a semana, o treino era em frente a uma loja de material esportivo na cidadezinha onde morávamos. Sábado era em um estacionamento de uma igreja.

Descreveram como era o de domingo e nem me arrisquei a ir às 6h da manhã em outra cidade e ao redor do lago de 20km pela trilha!!! "Que masoquismo correr tudo isso num domingo de madrugada e longe de casa!"

Claro que uma das primeiras perguntas que me fizeram foi: "você está treinando para que prova?" Eu já tinha reparado no nível de seriedade e competitividade que levavam nesse esporte e respondi que estava apenas "tentando voltar a ficar em forma primeiro para depois decidir a distância e a prova" – imagine eu falar ali que era para jogar futebol?

Vieram com uma retórica: "faz os treinos conosco para corrermos no primeiro domingo de dezembro – Estávamos em fevereiro – a prova chamada *California International Marathon* – CIM. Eu não tinha noção do que estavam falando, mas, pelo tempo de preparação, vi que era algo bem difícil e importante.

Fui pesquisar e realmente nunca tinha cogitado correr 42km antes. Eu estava contente com meus 5km (3,1 milhas) que estavam progredindo, mas que mudei em um mês para 10km (6,2 milhas), mas nunca 42km (26,2 milhas).

Mas o pessoal do grupo de corrida era muito mais legal que o grupo de futebol e da academia, quanto mais do trabalho!

Eu ia pelo social e não me comprometia em competir nas provas, mas ir aos treinos e às provas locais de 5 e 10km.

Em maio fui com eles no longão de domingo e fizemos 22km ao redor do lago e foi tranquilo, terminamos em 1 hora e 50 minutos e não me senti dolorido ou cansado, mas atribuí a maravilha que foi correr naquelas trilhas ao visual deslumbrante de primavera, com paisagens de cenas de filmes americanos.

Mas tinham coisas que me incomodavam muito nesse grupo:

✓ Todos chegavam e não se cumprimentavam, só falavam e conversavam durante a corrida.
✓ Pontualmente começavam e terminavam na hora certa e iam embora direto, nos carrões e sozinhos, sem "resenha".

Eu, empolgado, precisava ir para casa conversar com a esposa como tinha sido o treino e aproveitava para perguntar para traduzir algumas palavras perdidas no contexto "ofegante" da conversa na corrida.

Conversei com o dono da loja para abrigar o pessoal dentro da loja antes da largada, assim ficavam no ar-condicionado e olhavam os produtos enquanto esperavam o retardatário (que a cada semana eu e o dono da loja escolhíamos um para chegar mais tarde em 30 minutos, mas falávamos para ele chegar mais tarde a pedido do grupo... risos). Aumentaram as vendas e a satisfação. Depois da corrida ele oferecia isotônico por conta da loja... poucos ficavam...

Mudei o ponto de encontro no treino de sábado do estacionamento da igreja para uma "deli" – tipo uma padaria mais sofisticada. Depois dos 10km eu convidava o pessoal para tomar café. Mas eu era o único a tomar café e comer bagel. Os outros tomavam coca-cola com donuts ou outros itens do café da manhã americano: ovos, bacon, salsicha etc.

Mas foram duas mudanças que deixaram o grupo mais unido e com mais tempo de convivência. A troca de experiência e o compartilhamento de experiências dentro e fora da corrida foram mudando o perfil do grupo em pouco tempo. Eles treinavam nessa rotina há três anos, visando à preparação para a maratona todo primeiro domingo de dezembro.

E tinha gente ali que pelo ritmo nos treinos não tinha perfil que correria uma maratona, mas já era a oitava de uma senhora de 56 anos... padrão americano de tamanho e peso...

Pequenos detalhes na alimentação, aquecimento, musculação, como se comportar durante a prova, que tênis comprar e que tipo de roupa usar foram coisas que aprendi nos pós-treinos...

O futebol melhorou, mas a responsabilidade e seriedade com a corrida ficaram mais em foco quando me inscrevi para uma meia maratona ao redor do mesmo lago onde treinávamos aos domingos, mas a corrida seria pela trilha asfaltada para bicicletas (ah, lá tinha trilha para bicicleta, pedestres e até para cavalos ao redor desse mesmo lago e todos se respeitavam).

A meia maratona foi em outubro e fiz em 1 hora e 45 minutos. Saí dali convencido a me inscrever para a maratona por estar treinado e em forma.

Fiz minha primeira maratona com todo o suporte do grupo e da esposa – que tinha combinado que estaria duas milhas antes da linha de chegada e que se eu não chegasse em cinco horas ela iria me procurar no hospital oficial da prova!!! Mas passei no nosso ponto de encontro com 50 minutos de antecedência e não a vi; continuei correndo, mas ela precisou largar as coisas no *coffee shop* pra correr do lado de fora das grades gritando: "morzãooooo" pra eu olhar – não tinha mais nenhum "morzão" correndo no norte da Califórnia naquele dia, por minha sorte.

Terminei em 3 horas e 52 minutos e moído de dor nas pernas.

Não tinha sentido essas dores pós-provas nem depois dos nossos longões de 30, 34km ... manquei mais dois dias indo trabalhar na empresa com a medalha e ninguém ligava ou nem sabia o que era aquilo... nem interessados eles estavam no porquê de eu estar mancando.

Observe que nesse tempo todo treinando e se reunindo com o grupo não precisei pagar nada a não ser o que consumia na padaria ou na loja esportiva. As recomendações técnicas eram compartilhadas com profissionais da área que eram entusiastas da corrida ou os mais experientes. As inscrições para as corridas eram baratas e os montantes eram revertidos para instituições de caridades locais.

Ao voltar para o Brasil, depois de oito anos na Califórnia com 14 maratonas, 4 ultramaratonas e 2 triatlos (além de dois campeonatos locais e um regional de futebol com o time da empresa – o progresso no futebol levou mais tempo do que na corrida), eu me considerava o "experiente" para ir treinar com corredores locais e entusiastas.

Mas as dificuldades locais eram maiores: não conseguíamos treinar todos no mesmo horário, tínhamos ritmos e objetivos diferentes e o grupo era pequeno para dividir por categorias: eu, meu irmão, um primo e um amigo de infância.

Com o tempo o grupo foi dissipando e eu insistia em treinar sempre nos mesmos horários e locais: durante a semana, terças e quintas à noite, no meu bairro, do lado de fora do condomínio, por uma hora, e aos domingos na Lagoa do Taquaral, reduto de corredores de final de semana.

Essa rotina foi me deixando mais familiar com os outros corredores que também tinham essa disciplina. Depois encontrava-os nas provas e resolvia tomar a iniciativa que tomaram comigo: fui treinar com eles. O detalhe era que cada um tinha um ritmo e uma distância diferente e em dias diferentes também.

Mas fui juntando os corredores e marcávamos de nos encontrar na lagoa para ao menos começarmos juntos e depois ficávamos conversando e programando próximas provas e treinos, enquanto nos hidratávamos pós-treino.

Com isso surgiu o grupo "Eu corro, e você?", que era todo sábado e domingo no portão 8 da lagoa para "longão inicial e junto" de 6km e depois faria a distância que quisesse. Também veio "Os Grisalhos", para participarmos do revezamento do Pão de Açúcar, e treinávamos para essa prova juntos. Depois o "Atletas em Senna", quando montamos equipe para disputar corrida de revezamento do Ayrton Senna em Interlagos e fomos com um ônibus de corredores de tantas equipes. E, mais recentemente, o grupo "Papo de Maratonistas", que são entusiasmados por corrida e triatlo que pertencem a várias assessorias diferentes, mas quando têm que treinar longões nas serras de Joaquim Egídio ou suporte com tenda em provas em Campinas ou São Paulo, eles estão. Sem custos, mas com rateio das despesas para todos, inclusive das camisetas.

Atualmente, participo de quatro grupos de corredores (um perto de casa, um de longas distâncias, outro de entusiastas e outro só de amigos corredores ou ex-corredores).

Grupos de corredores hoje são importantes para o suporte e incentivo uns dos outros e sempre sendo incentivados a correr cada vez mais em busca do prazer que a corrida traz, sabendo o limite de cada um e evitando lesões desanimadoras.

Eu me identifiquei muito com essa parte social e de treinar com amigos ou pessoas no mesmo entusiasmo.

A corrida é usada como "aliviador do meu estresse" e acabou fazendo essa parte social se engrandecer. É muito gratificante assistir amigos que apenas caminhavam terminarem suas provas super emocionados!

Todo último domingo do ano reúno os grupos para uma corrida de confraternização com convidados e entusiastas por correr e aproveito para arrecadar alimentos para um asilo da cidade de Hortolândia. Ano passado tivemos 80 participantes para diferentes distâncias e 100 quilos de alimentos arrecadados. No último domingo de 2019 foram 110 corredores e 150 quilos de alimentos arrecadados, e saíram todos felizes e entusiasmados.

13. Corrida e casamento: combinação perfeita!

Carolina da Rocha Campos Franco

Comecei a namorar o Deni, meu marido, na corrida de 10km que aconteceu no ano 2005, no Jockey Club de São Paulo. Naquela época eu já corria havia quase 10 anos, mas era a primeira prova de 10km dele, que correu comigo naquele dia. Uma honra para mim, claro.

Desde então começamos a correr juntos. Ele morava em São Paulo e eu em Campinas, assim nossos treinos longos, aos domingos, sempre foram um momento nosso, de compromisso, cumplicidade e parceria.

Passamos a correr cada vez com mais foco, contratamos treinador, nutricionista e montamos uma equipe de corrida com amigos. Foi uma época incrível! Ainda não tínhamos filhos e nossa diversão era organizar os times de corredores para as provas de revezamento. Corremos várias vezes a volta da ilha de Florianópolis, as provas de Ilhabela, Campos do Jordão e Bertioga-Maresias. Viajávamos em um grupo de quase trinta corredores e havia uma competição saudável entre os times formados – às vezes eu ficava no time do Deni, às vezes não. Era uma festa!

Naquela época eu advogava, mas tomei a decisão de estudar para concurso público. Na medida em que os resultados nas provas progrediram, minha disponibilidade para as viagens diminuiu. Deixei de ir em algumas viagens, com dor no coração, mas tinha que priorizar meu objetivo. O Deni, então, seguia viagem sozinho, viajava com nossos amigos, corria as provas. Quando voltava compartilhava comigo cada detalhe e eu ficava feliz com as histórias.

Continuamos treinando juntos. Nunca houve competição entre nós – claro que uma brincadeira ou outra faz parte, um puxão de orelha numa "tartaruguice", termo para quem corre devagar, na hora da prova também. Nas corridas, um sempre ajudou o outro, numa cãibra, num tombo, num ritmo acelerado e fora da meta, num ritmo baixo e "pangaré". Treinar com um companheiro é mais fácil, mais divertido, e se o companheiro é namorado, marido, melhor ainda. Nunca entendi aquela história de que os opostos se atraem: se eu tivesse namorado ou casado com um sedentário o matrimônio não duraria nem um mês. O gostoso é namorar e casar com quem gosta do que você gosta. Fica tudo mais fácil!

O plano deu certo e fui aprovada em alguns concursos. Superada essa fase, resolvemos juntos enfrentar novo desafio, uma maratona. Assim, após cinco meses de treinos, em 2011 corremos a maratona de Paris. Foi incrível, tudo dentro do programado.

Então os filhos vieram e tudo mudou. A maternidade é uma bênção, mas vira a vida 180 graus. Parei de treinar dois anos, primeiro porque tive dois filhos na sequência, sem planejar, claro. Segundo porque amamentei os dois. Aliás, desafio uma corredora que tenha amamentado sem complementar com leite de latinha e tenha continuado a correr. Impossível!

Com os meninos "desmamados" e a vida voltando ao normal, voltei aos treinos e aos novos desafios, porque correr sempre foi uma paixão.

Voltamos a participar das provas, de meias maratonas e outras provas mais longas. Em 2019 encaramos DUAS maratonas. A primeira foi a internacional de São Paulo, que foi traumática – São Paulo é quente demais em abril e a prova foi bem desorganizada. Corremos também uma maior, a maratona de Chicago, nos Estados Unidos, e nesta alcançamos a meta de fazer uma maratona abaixo de quatro horas. Conseguimos! Foi legal demais, 3 horas e 52 minutos. Perdi duas unhas, cortei o nariz, que sangrou do km 38 ao final da prova, e o Deni teve dores nos joelhos e outras que sempre acompanham os corredores, mas valeu muito a pena, foi sensacional! Além da prova pudemos curtir juntos uns dias a dois pela primeira vez desde o nascimento dos meninos. Muito bom, principalmente porque você reaviva a memória do motivo pelo qual se apaixonou, se casou e então renova os votos e a certeza da escolha certa.

A pergunta que mais escuto é: "vocês correm JUNTOS? Como assim, JUNTOS? Um ao lado do outro? Do começo ao fim? Mas como conseguem ter o mesmo "pace"? As pessoas ficam curiosas com marido e mulher treinando juntos, correndo as provas lado a lado, sem um sair desembestado na frente do outro, só para chegar na frente.

A resposta não é difícil. Somos parecidos. Não competimos um com o outro. A corrida é descompressão de rotina dura de trabalho, é prazer, cumplicidade, momento nosso. Corremos juntos porque somos parceiros um do outro, estamos no mesmo time, puxando a corda para o mesmo lado. Mas parceria não quer dizer que se um dia eu quiser fazer uma prova mais rápida ou vice-versa o outro terá que ficar "esperando" ou "se matando" para manter o ritmo, não é essa a ideia. A parceria está em cada um dar o seu melhor, conquistar suas metas pessoais, com apoio do outro, e se der certo de chegarmos juntos, melhor ainda.

Quando não há competição tudo fica mais fácil, mais suave e alegre, pois um entende o outro, um dá força para o outro e essa parceria na corrida gera reflexos em todos os aspectos da vida conjugal. Temos parceria financeira, na educação dos filhos, na gestão da casa.

Treinar juntos, traçar metas e alcançar objetivos nas corridas nos fortaleceu como casal, criou um vínculo muito forte, intenso. Somos um time, um "cobre" o outro, dá força, incentiva, tenta colocar o parceiro para cima, não desiste. Além disso, os treinos, principalmente os de uma maratona, organizam nossas vidas, na medida em que nosso tempo disponível fica muito precioso e não o desperdiçar com coisas pequenas é fundamental.

Acredito assim que a corrida ao lado do marido só traz união e apoio. Hoje nossos maiores fãs são nossos filhos, que a cada prova nos cobram as medalhas, os brindes, as camisetas. Família que corre unida permanece unida, esse é o nosso lema!

14. *Work Life Balance*: equilíbrio entre trabalho, esporte e vida saudável

Talita Martins Moreira
Guilherme Vilas Bôas
Rafaela Bernardo Alaite

Antes de falar sobre vida saudável e de como incorporar novos hábitos na nossa rotina, é interessante refletir sobre o conceito que temos sobre saúde. Normalmente atribuímos saúde à ausência de doença manifestada, ao bem-estar físico. No entanto, não raro vemos casos de atletas no topo de seus condicionamentos tendo graves problemas de saúde e vindo a óbito. Diante desse cenário, podemos questionar se o fato de praticar atividades físicas e manter uma dieta equilibrada é suficiente para uma vida saudável.

Segundo o dicionário Michaelis, a palavra saúde vem do latim *salutem,* que significa salvação. Em português, seu significado é "bem-estar físico, psíquico e social". Talvez a palavra que melhor defina o que precisamos buscar seja equilíbrio. Não basta que estejamos plenos em apenas um aspecto de nossas vidas. O ser humano cada vez mais tem sido compreendido como um ser integral, composto de corpo, mente e espírito.

Na MTC, Medicina Tradicional Chinesa, esses três aspectos são vistos de forma integrada e considera-se que a qualidade das funções fisiológicas seja resultado da interação de determinadas substâncias, denominadas substâncias vitais. Dentre elas destacamos o Q.I., cuja tradução aproximada seria "energia" ou "força vital", e que atua como base para a manifestação das demais. O livre fluxo do Q.I. através dos canais e o equilíbrio em relação às demais substâncias resultam na homeostase, que é a capacidade do corpo de manter o estado de equilíbrio ou saúde.

Em resumo, para que tenhamos uma vida saudável, precisamos que todo o sistema esteja harmônico. E para que isso ocorra devemos observar alimentação, controle das emoções, mobilização de energia e qualidade dos pensamentos. Quando mantemos ideias fixas ou preocupações constantes, esses pensamentos se transformam em emoções, que disparam reações químicas no corpo, podendo levar a desequilíbrios orgânicos quando prolongadas. Quando estamos muito emotivos, temos pensamentos que retroalimentam esse estado e vão interferir no corpo. Quando adoecemos fisicamente é comum ficarmos abatidos emocionalmente. Ou seja, uma coisa interfere diretamente na outra.

Nosso grande desafio é conseguir compreender isso e conciliar as atividades, que na verdade são complementares, de forma a estarmos atentos às nossas reais necessidades. Para isso, não há outra saída senão auto-observação e conhecimento.

Conhece-te a ti mesmo e conhecerás os deuses e o universo

Sócrates

De uma forma geral, não somos educados a entender o significado dos nossos sentimentos, emoções e impulsos. Não sabemos por que fazemos o que fazemos e da forma que escolhemos. Vivemos uma rotina tão corrida, nossa atenção e dedicação é demandada em tantas atividades, que acabamos vivendo de forma mecânica imersos nas obrigações do dia a dia, muitas vezes esquecendo de olhar para dentro. Tempo com amigos e familiares? Isso pode esperar um pouco mais.

Fazer essa reeducação não é uma tarefa fácil: confrontarmos questões que evitamos, observarmos pontos que gostaríamos de já ter superado. Somos tão complexos que desde 1938 a Universidade de Harvard vem pesquisando o segredo do que nos faz felizes na vida. O atual diretor do estudo é o psiquiatra Robert Waldinger, cuja palestra no TED "O que torna uma vida boa?" viralizou na internet. A conclusão da pesquisa é simples: a qualidade dos relacionamentos nos mantém mais **felizes e saudáveis.**

Falar de equilíbrio de vida é um tanto complexo, porque a concepção e o olhar para tal dependem da realidade e do meio onde aquela pessoa está inserida e se desenvolveu. Será que o ideal de equilíbrio pode ser único e independente?

Como já foi falado, equilíbrio, na maioria das concepções, científica, religiosa, fisiológica, entre outras, tem um embasamento muito parecido: "equilíbrio é algo que não é estável, mas que está em busca de encontrar a estabilidade". Ou seja, desequilíbrios são necessários para identificar a necessidade do equilíbrio, que é a condição ideal daquele processo.

No campo científico, por exemplo, dentro das ciências da natureza, existe a chuva e o sol. A natureza não se manteria se houvesse só sol, as plantas morreriam, os lagos e rios secariam e a vida ficaria mais escassa. Por outro lado, se houvesse só chuva a natureza morreria afogada e nada restaria. Já na religião existe o diálogo do equilíbrio entre as forças do bem e as forças do mal, a falta e a existência de fé, a existência da escuridão e a existência da luz. Por fim, no âmbito fisiológico, tem-se a homeostase, onde desequilíbrios acontecem constantemente por conta de fatores externos, como alimentação, exercícios, estresse, combate a microrganismos como bactérias e vírus, que levam a alterações mínimas no ambiente interno, para que se mantenha a harmonia e, dessa forma, a perpetuação da vida. Mesmo que muitas vezes esses processos não sejam percebidos por nós, estão acontecendo a todo momento e é devido a esses desequilíbrios e adaptações que a vida flui.

Dentro do equilíbrio pessoal de vida, existe uma tríade básica: corpo, mente e espírito, que compõe um triângulo equilátero, ou seja, de lados iguais. Caso uma base esteja maior que a outra, existem desequilíbrios que devem ser compensados de forma a restabelecer o equilíbrio.

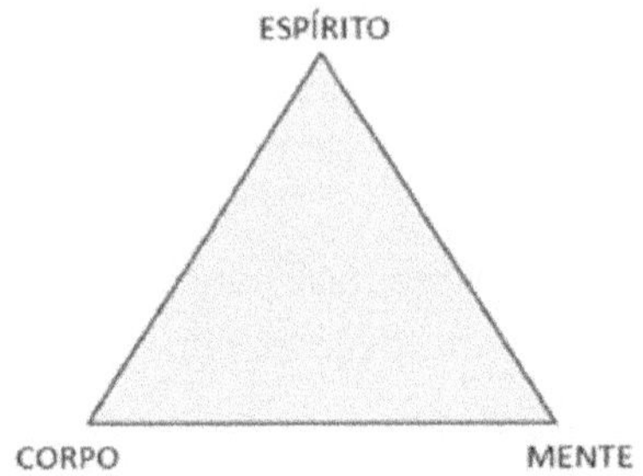

Figura 14.1. Tríade corpo, mente e espírito

Basicamente quando pensamos em corpo, pensamos na saúde física, na aparência, na fisiologia corporal e tudo que precisamos para sustentá-la, alimento, exercício físico, higiene pessoal, contato físico, entre outros. A mente é como absorvemos e emitimos todas as informações do meio onde estamos inseridos, talvez o elemento mais complexo da tríade e o mais difícil de encontrar o equilíbrio, pois atualmente temos um grande fluxo e um emaranhado de informações que se cruzam a todo momento.

Vivemos constantemente conectados por meio das redes sociais e meios de comunicação, não se distingue mais a realidade das idealizações mostradas diariamente nas redes, o que faz com que mente e corpo entrem em conflito com frequência – talvez por isso exista uma dificuldade maior em equilibrar a base do corpo físico. Por outro lado, a mente compõe muito mais que isso, sendo nossos cinco sentidos, o aprender, o ensinar, o questionar, o se posicionar, e essa complexidade nos leva ao espiritual e à necessidade de saber os porquês da vida.

O espírito é a conexão com algo que talvez não conseguimos explicar, mas que muitas vezes sentimos. Entretanto, o sentir vem sendo muitas vezes negligenciado, uma vez que a sociedade em que estamos inseridos nos obriga a ter uma rotina muito mais ligada à mente e à necessidade do corpo ir além da sua capacidade de produzir, ou seja, nos sentimos tão sobrecarregados que o espírito vai sendo cada vez mais deixado de lado.

Assim, talvez nos encontremos hoje distantes das relações físicas, cansados mentalmente para pensar em pautas existenciais e desconectados com nosso "eu" interior, este que nos conecta com o espiritual e muitas vezes com a essência do todo. Dessa forma, o espiritual nos faz pensar e nos situar no todo, dando a devida importância da existência de cada qual ao meio em que está inserido. Esse distanciamento do elemento espiritual pode ser uma das causas do aumento do suicídio nos últimos anos, onde, segundo a OMS (Organização Mundial da Saúde), a cada 40 segundos uma pessoa tira a própria vida em âmbito mundial.

Uma vida equilibrada é o desejo da grande maioria das pessoas que consegue se autoanalisar constantemente. Algumas compreendem que muitas vezes o melhor não é ter mais ou fazer mais: estudar mais, trabalhar mais, ganhar mais, treinar mais, são muitos "mais"; e sim ter menos e poder respirar para administrar e equilibrar os vários aspectos da vida. Algumas compreendem que não podem se acomodar com o "menos" e a própria organização vai servir como alavanca para conquistar novos e maiores objetivos e sonhos. A questão é que não importa o padrão escolhido, fazer mais ou menos, mas estar confortável na sua busca, sem gerar culpas ou autocobranças sufocantes. Organizar a agenda diária e buscar planilhas e profissionais qualificados para alcançar seus objetivos pode ser de grande ajuda, mas não é regra.

A grande verdade é que passam os dias, meses, anos e logo nos encontramos na mesma busca: o infindável equilíbrio. O que não se percebe é que a busca única de cada qual é por si só o equilíbrio. Como dito anteriormente, o equilíbrio está longe de ser algo estático e é seu dinamismo que o torna real e tangível.

Referências

GENIANTIS. Do que é feita uma vida boa? | Robert Waldinger | TED Talks. **YouTube**, 29 jan. 2019. Disponível em: <https://www.youtube.com/watch?v=2gYTG1KIcjg>. Acesso em: 06 mar. 2020.

MACIOCIA, Giovanni. **Os Fundamentos da Medicina Chinesa.** 2.ed. Rio de Janeiro: ROCA, 2007.

MICHAELIS. Dicionário Brasileiro da Língua Portuguesa. **Saúde.** Disponível em: <http://michaelis.uol.com.br/busca?r=0&f=0&t=0&palavra=sa%C3%BAde>. Acesso em: 06 mar. 2020.

NAÇÕES UNIDAS BRASIL. **Um suicídio ocorre a cada 40 segundos no mundo, diz OMS.** 09 set. 2019. Disponível em: <https://nacoesunidas.org/um-suicidio-ocorre-a-cada-40-segundos-no-mundo-diz-oms/ acesso dia 21/02/2020>. Acesso em: 06 mar. 2020.

PERIARD, Fatima. Conhece-te a ti mesmo e saberás que nada acontece por acaso. **ArteCult**, 28 fev. 2018. Disponível em: <http://artecult.com/conhece-te-a-ti-mesmo/>. Acesso em: 06 mar. 2020.

PARTE V: *CASES* INSPIRADORES

15. Planejamento e maratona

Mônica Cachoni

Trabalhando em São Paulo e morando no interior, viajava de manhã e voltava de tarde, cuidando das coisas da casa, do meu filho de 7 anos e a academia todos os dias! De quebra, estou terminando o mestrado! Todos me perguntam: como consigo tantas coisas na minha vida ao mesmo tempo?

Nunca consegui fazer uma coisa por vez minha vida toda; se ia comprar casa, trocava de carro financiando e pagava o apartamento à vista, ao mesmo tempo em que organizava o casamento, a festa, a lua de mel. Engravidei, trabalhei, treinei, fiz disciplina na Unicamp, troquei de carro de novo e assim ia levando a vida... acho que nunca me preocupava em fazer tantas atividades, ficava bem "doida" no meio do caminho, mas no final dava certo.

Mas treinar para uma maratona? Sério? São 42km, perguntava para mim mesma: Mônica, como vai ser quando chegarem os longos? Vai ter domingo que você vai ter que correr 30km, fazer as refeições do seu filho (porque, trabalhando fora, eu fazia tudo no domingo e congelava) e na segunda terá que estar no trabalho.

Bom, a inscrição para uma *major*[2] em Chicago estava feita. Barato não tinha sido, e, mais que dinheiro, a "senhora faz tudo" precisava provar para ela que conseguia. Era mais que um sonho, era uma meta, um objetivo.

Planejamento, treinos montados, profissionais dando suporte! Foram 10 meses, teve treino de 32km em que chorei, teve treino em que senti muitas dores depois e tinha que voltar para casa e ainda seguir com as outras coisas que também eram importantes! Surgiu a oportunidade de escrever capítulos para dois livros da Jornada Colaborativa, a lista de treinamentos para ministrar aumentava, palestras e o "calendário *on-line*" virou meu aliado!

---

[2] Corrida de rua considerada entre as maiores do mundo.

Esqueci de uma palestra importante que tinha no TDC de SP e quase marquei uma viagem para Brasília; fui salva por um amigo perguntando se eu estava pronta para palestrar no dia seguinte, ao que respondo: "está doido? É semana que vem, amanhã estou em Brasília".

Achava que estava pirando, mas toda vez que calçava o tênis e começava a correr resolvia um problema na minha cabeça, fosse em casa, fosse com minha agenda, fosse um modelo matemático que meu orientador tinha pedido para fazer e eu não sabia por onde começar!

Do mesmo jeito que me preparava para os 42km, organizava minha vida: na geladeira coloquei um calendário para organizar coisas do meu filho que não podia esquecer, no trabalho o "calendário *on-line*", mestrado, anotações...

E então chegou o dia 13 de outubro de 2019! E sabe como foi? Foi lindo, mágico, inexplicável! Vendo um nervosismo antes da largada, um alemão me disse: "pense que estão todos aqui pra te ver", e Chicago fez uma festa LINDA, digna de uma MAJOR!

Segui e não tinha vontade que aquele momento acabasse, porque era o dia da glória, o dia que me tornei maratonista!

Lições aprendidas:

- ✓ Planejamento.
- ✓ Anotações.
- ✓ Acompanhamento de quem é preparado no assunto.
- ✓ Resiliência.
- ✓ E acima de tudo amigos e família que me motivaram a não desistir, me ajudaram nos treinos e simplesmente estavam ali por estar, porque sabiam da importância de toda essa loucura chamada maratona!

Isso me faz pensar que, por mais desorganizada que esteja a vida, sempre iremos conseguir se tivermos um objetivo determinado e passos para seguir – e, o mais importante, se tivermos pessoas-chave ao nosso redor.

16. De onde vem a força dos resilientes?

José Eduardo Azarite

O dia era um domingo de sol com céu azul, temperatura bem agradável e sem o vento característico dessa época numa bela manhã de junho de 2006. Ideal para levantar cedo da cama e se preparar para uma partida de futebol *society* com amigos. No melhor estilo amador, me coloco todo a caráter, com calção preto, meia, camiseta oficial do Santos F.C. e uma chuteira específica para esse tipo de esporte que acabara de adquirir. Seria a estreia da chuteira!!!

Os times se organizam por ordem de chegada dos "atletas" e acabei me qualificando logo no primeiro jogo, pois estava muito animado nesse dia e cheguei super cedo. Nunca fui o melhor, mas sempre estava bem cotado pela habilidade de minha canhota, cujo suporte sempre veio da força de minha perna direita, e, ainda por cima, diziam que ela "somente era útil para subir em ônibus", pois dali somente saíam chutes fracos e fora do alvo.

A propósito, quase me esqueço de falar que adoro futebol desde criança. No colégio sempre joguei nos times da escola e na universidade também. Após entrar no mercado de trabalho, as agendas complicaram muito minha frequência, mas nunca impediram de participar dos joguinhos aos domingos.

Bem, voltemos àquela linda manhã de domingo. Estava tão ansioso para começar a jogar que nem me preocupei com o aquecimento, afinal o dia estava me chamando para dar o melhor de mim, com gols e muitas assistências.

Lembro como se fosse hoje! Inicia-se o jogo, e os primeiros movimentos mostram que realmente seria uma partida e tanto. Os times estavam bem equilibrados e o jogo começa truncado. Meu time estava na expectativa de uma jogada pela esquerda, onde sempre estive, e fazendo uso de minha peculiar velocidade, para que, com um chute cruzado, pudesse fazer um gol ou dar um passe na medida para algum companheiro vindo de trás que faria um chute certeiro.

Nada disso! Recebo um passe na intermediária do campo, parto para cima do zagueiro que apenas me cerca de frente, faço uma ginga de corpo e.... ouço um estalo estranho, começa um zumbido em meus ouvidos, começo a ver estrelinhas, o céu azul escurece como se anoitecendo estivesse e caio no chão com as mãos no joelho direito e chorando de dor. Sou levado para casa por colegas que me recomendam uso de gelo.

O resumo disso tudo é que meu lindo dia de domingo se transformou em uma segunda-feira cinza e nebulosa, de muita tristeza, com o possível diagnóstico de "ruptura total do ligamento do joelho direito", confirmado logo depois por um exame de imagem feito na sequência.

Fiquei arrasado e, de tempos em tempos, chegava a chorar sozinho em meu canto ao saber que estava alijado do meu esporte preferido a menos que tivesse sucesso em uma complexa cirurgia, que, à época, era extremamente invasiva e com muitos casos de insucesso e riscos de infecção.

Acabo optando pelo caminho mais simples. Encerro minha "carreira" de futebolista amador e, para não deixar de lado o aspecto social, passo a frequentar apenas as comemorações e churrascos dos amigos do futebol. Engordo e fico bem fora de forma. Explodem meus índices de colesterol e triglicérides! Mas minha paixão pelo esporte ainda se mantém inabalável até que certo dia, quatro anos mais tarde, resolvi me matricular em uma academia com o objetivo de retomar alguma atividade esportiva.

Protocolo padrão: fazemos uma avaliação física, respondemos a algumas perguntas sobre hábitos esportivos, alimentares, objetivos do treinamento, dentre outras, e daí sai uma planilhinha bem-comportada que inclui um tanto de musculação que vem após alguma atividade aeróbica, normalmente esteira ou *bike indoor*. Em tese, uma coisa bem monótona para quem gosta de futebol!

Entretanto, certa noite no verão de 2010 estava eu na esteira, já suando por estar ali por cerca de 25 minutos, quando chegam dois vizinhos que haviam presenciado o fatídico domingo de 2006. Ambos se aproximam e iniciamos um diálogo:

(Um deles) — Fala, Zé! Que legal que está treinando! E o joelho?

(Eu) — Então, para futebol não tem como, mas musculação e corrida na esteira estou me esforçando e me sentindo bem!

(O outro) — Quantos quilômetros você faz?

(Eu) — Faço 5km em 30 minutos "cravadinho"! Na esteira a gente programa bem isso.

Ambos se entreolham e sentenciam:

(Um deles) — Quem faz 5km na esteira, faz 10km na rua!

(O outro) — Nós corremos já há algum tempo e já fizemos até uma São Silvestre!

(Ambos em uníssono) — Que tal se inscrever conosco para a "Corrida da Lua", uma corrida super legal que ocorre em Campinas em uma linda noite de março? 'Bora?

Aí começa uma reflexão sobre o nosso tema título deste capítulo.

Um gosto pessoal, uma querência, uma paixão pela prática desportiva interrompida por um acidente de percurso, mas que ainda estava presente no meu "eu". Estava ali adormecida e que começa a ser acordada por indicadores alterados de saúde e que, por conta de uma força interior ou medo das consequências, me move para uma academia, um começo de algo muito bonito que não para por aí, pois nesse momento vem a importância do incentivo do ambiente, dos amigos, enfim, do time.

O fato é que, provocação aceita, saí da esteira para uns treininhos nas ruas com os "vizinhos provocadores" e a profecia de um deles é finalmente realizada: "de 5km na esteira para 10 km na rua em menos de um mês", algo impensável meses antes, e como primeiro resultado vem a primeira emoção em um prova "oficial": milhares de corredores amadores aglomerados aguardando a largada, música estridente, locutor incentivando com palavras de ordem acompanhadas por cada um de nós e milhares de populares incentivando "gratuitamente", sem qualquer interesse! Uma sensação que somente quem já experimentou vai saber do que estou falando.

Ah, quase ia me esquecendo de mencionar que essa emoção só foi superada quando cruzei a linha de chegada recepcionado pelos meus "vizinhos incentivadores", que certamente haviam finalizado a prova alguns minutos antes.

Ah... essa tal de "linha de chegada", o objetivo a ser alcançado, que força tem este símbolo!

Daí para frente, muitos e muitos quilômetros de treinos *indoor* e nas ruas, dezenas de corridas charmosas de 10km, algumas meias maratonas e a participação quase que obrigatória na corrida mais democrática do planeta, a "São Silvestre", que acontece em São Paulo no dia 31 de dezembro todos os anos.

Enfim, vai aqui um aprendizado para toda a vida: "quem faz 5km na esteira, faz 10km na rua e certamente se credencia para os 15km da São Silvestre, os 21km das meias maratonas e certamente pode ousar ser maratonista".

Simples, não é? Nada disso! Vamos voltar ao tema central deste capítulo.

"De onde vem a força dos resilientes?"

O ano era 2013, minha carreira estava em ascensão e tudo ia indo muito bem nos treinos e na vida. Uma verdadeira onda a surfar. Hora de fazer a primeira meia maratona.

Objetivo alcançado nas ruas de São Paulo e, de novo, em uma corrida muito especial por quatro motivos principais:

- ✓ Pelo privilégio de correr o tempo todo guiado por um ex-colega de faculdade e do time de futebol de salão, maratonista experiente, que ao longo dos 21km foi me incentivando e dando dicas durante o percurso todo. Sim, *runners* são solidários e amigos de primeira hora!
- ✓ Porque também foi a primeira meia maratona dos meus "vizinhos incentivadores" e desta vez estávamos em níveis de preparo não tão diferentes.
- ✓ Porque também participou um "afilhado" fumante, amante do Burger King e ainda em recuperação de "síndrome do pânico e ansiedade", cuja primeira prova foi um 10km noturno em Santos, por incentivo meu, em 2011. Hoje ele é um maratonista amador de respeito que já foi a Nova York e Berlim, dentre outras, com tempos abaixo de 3h e 30 minutos e tem sua empresa em franca expansão.
- ✓ Pelo fato de que nessa prova concluí que dos milhares de atletas que cruzam uma linha de chegada, existem muitos momentos de vida individuais e que levam a objetivos específicos, emoções próprias desses momentos, entornos específicos pessoais e profissionais que os aceleram ou freiam como um complemento desse seu momento específico. E daí vem um dos desafios dos "resilientes"!

Se 2013 foi um marco especial, o período que vai dali até 2016 foi de muitas conquistas e grandes "linhas de chegada", pois aí vieram os primeiros sub 50 nos 10km, o recorde pessoal na mais bela meia maratona de que participei, a do Rio de Janeiro.

Tão bela que já fui três vezes: para bater o recorde pessoal em 2016, para fazer o último teste do menisco danificado em 2017, quando fiz meu pior tempo em meias maratonas, e para marcar triunfalmente o retorno pós-cirúrgico em 2018.

O Rio de Janeiro diz muito sobre o papel da "resiliência" em minha vida.

Em 2016 estava no auge da forma física e na vida profissional tinha um time de águias e pares empreendedores e carismáticos.

Já em 2017 o ambiente corporativo vem com desafios que trazem mais perto do meu dia a dia uma dose maior de conservadorismo e uma competição pouco salutar entre pares, com reflexos diretos na minha forma física e psicológica que se traduzem rapidamente na deterioração das rotinas familiares, corporativas e desportivas, culminando com uma lesão cirúrgica no menisco medial, cuja cirurgia foi um verdadeiro sucesso, a ponto de potencialmente me recuperar a tempo de participar da São Silvestre no último dia desse difícil ano.

A tensão que me rodeou nesse período foi tamanha que algo como três semanas antes da São Silvestre, em plena preparação final, acabei tendo uma forte contratura da panturrilha que quase me impede de participar, mas... de onde vem a força dos resilientes?

Isso mesmo! Sabia que tinha o propósito de, mesmo cercado de dificuldades pessoais e corporativas, cruzar a "linha de chegada".

Fiz o que pude do meu lado: compressas, massagens, alongamentos, enfim... e fui para a prova um tanto quanto inseguro de que conseguiria terminar, mas junto com parte de nosso time de *runners*, saímos de nossas casas perto de 5h e fomos para São Paulo numa manhã chuvosa que nos acompanhou até instantes antes da largada.

Uma parceira do time foi comigo lado a lado desde a largada e por vezes quase a perdi de vista, mas lá estava ela por perto, incansável. Ao subirmos a temida avenida Brigadeiro Luís Antônio, uma subida acentuada de aproximadamente 2km, praticamente no final da prova, ou seja, quando nossas energias já estariam praticamente esgotadas em condições normais, minha panturrilha mostrou-se arredia pela lesão recente e a dor se tornou insuportável!

Quando passamos por um ponto de hidratação, o último, uma única frase povoava meus pensamentos: "Zé, é hora de desistir, respeite seu limite!"

Nesse momento peguei um copo de água, fiz menção de caminhar com um grande aperto no coração, cabisbaixo e quase desistindo quando escuto em alto e bom som uma voz que reconheci dos nossos treinos semanais: "Zé, não para! Não desista! 'Bora que está chegando!" Era minha parceira de equipe me incentivando e me fazendo acreditar que era possível cruzar a linha de chegada.

E... foi o que aconteceu! Afinal, de onde vem a força dos resilientes?

Em tempo, lembra-se do diagnóstico de 2006 cuja ressonância "decretou" uma ruptura total do ligamento cruzado e que me levou a abandonar o futebol? O exame de imagem para o diagnóstico do menisco em 2017 não constatou qualquer dano no ligamento!

Agora, superado o trauma da "quase desistência" e imbuído do propósito de voltar às meias maratonas em 2018, o plano teria continuidade, iniciando pela meia maratona do Rio de Janeiro. A inscrição já havia sido feita ainda em 2017, as passagens já estavam compradas, hotel reservado e treinos já programados com os *runners* amigos do "#bonderuncampinas", um time de corredores amadores amigos.

Entretanto, os resultados corporativos não vêm como o planejado, e o que vem é a já esperada demissão logo nos primeiros dias de 2018. Isso aos 56 anos de idade, no auge da crise política e econômica pela qual nosso país atravessava.

Confesso que a sensação foi muito parecida com aquela vivida em 2006, quando da contusão que me afastou do futebol, ou seja, uma queda com muita dor e incerteza quanto ao futuro.

Mas estamos falando em resiliência, não é isso? Então... eu estava focado na volta às meias maratonas, tinha os amigos do "#bondruncampinas" para continuar os treinamentos, mas acima de tudo era muito disciplinado com as "coisas" planejadas e tinha um *personal trainer* que me inspirava a cada treino a entender meu momento e buscar objetivos ambiciosos, mas factíveis face às condições adversas ou favoráveis que se apresentassem, sempre com pragmatismo, mas visão de futuro. Por aqui o curto prazo é o combustível do fracasso!

A meia maratona do Rio 2018 não foi meu melhor tempo, longe disso, mas foi a prova perfeita; a mais focada em superação em toda a minha vida, pois definitivamente não havia as melhores condições físicas (pós cirurgia de menisco), nem tampouco as melhores condições psicológicas (pós sumária demissão depois de 32 anos de empresa), e uma enorme dúvida sobre o futuro pessoal e profissional. Cruzei essa linha de chegada em prantos, mas de felicidade pela jornada exitosa até ela e por tudo que tive que superar para cruzá-la. Ainda sob a adrenalina desse momento fui devidamente "provocado" por uma *runner* amiga a escrever um livro sobre "resiliência e empreendedorismo". Estou seriamente pensando no tema!

Resiliência não tem "receita de bolo", mas tem ingredientes essenciais que se misturam – e não me venham os especialistas dizendo que "isso tem a ver apenas com sua força interior".

A vida até aqui tem me mostrado alguns desses ingredientes essenciais que passam, sim, por um propósito pessoal de superação, mas que por si só não são suficientes.

Ouso citar alguns outros "temperos da resiliência": um ambiente que o joga para cima com críticas ou opiniões construtivas, a figura de familiares e amigos com os quais você pode compartilhar sonhos e objetivos sem que seja desincentivado, um planejamento com objetivos e metas ambiciosas, mas factíveis, e que considere o conjunto das variáveis do seu ambiente e não seja míope quanto ao seu todo físico e mental, foco e disciplina no cumprimento dos passos programados, humildade para ter noção clara de limitações e, fundamentalmente, a ambição suficiente para que você tenha a plena convicção de que "é possível".

Tudo até agora parece fácil, pois é um texto e aí cabe de tudo, certo? Ledo engano!

A vida nos traz surpresas e com elas aprendemos a cada dia. Feita a "meia maratona perfeita", começo a perceber que meu novo ambiente corporativo é minha nova inspiração, pois é um misto de juventude, energia, pragmatismo, agilidade e aceitação do risco como nunca havia experimentado em toda a minha carreira até então. Inspiração tamanha que me faz planejar melhorar meu tempo da meia maratona em 2019, pois lidar com "startups", "inovação corporativa" e "ecossistemas de empreendedorismo de alto impacto" é para mim algo muito parecido com minha antiga paixão por jogar futebol, pois me faz acordar cedo, trabalhar até tarde, aprender o novo a cada dia com o jeito de pensar dos jovens empreendedores ("*startup thinking*"), com a agilidade dos que precisam sobreviver com as próprias forças e com a própria energia e recursos escassos.

Tudo isso para dizer que a nova meia maratona foi planejada para 2019, após mais uma São Silvestre feita com êxito em 2018.

Tudo certo, planilha preparada pelo *personal trainer*, time do "#bonderuncampinas" apoiando e treinando junto, inscrição feita. Quando faltavam duas semanas para a meia maratona de Santos, durante um treino despretensioso, desses nas ruas do condomínio, senti uma forte dor no joelho operado que me fez lembrar aquele fatídico domingo de 2006.

Para encurtar, nova lesão no menisco e a recomendação de cirurgia pelo ortopedista, com uma recuperação de até sete meses para voltar às ruas, sem a certeza de que seria um sucesso.

Dias e dias de muita conversa com amigos, familiares, especialistas e a decisão de não realizar a cirurgia, nem tampouco parar de correr, vem de uma conversa com meu *personal trainer*, que me fez ver, com clareza, que jamais deveria desconsiderar duas coisas essenciais:

- ✓ Amo correr e tudo que cerca esse esporte.
- ✓ Meu joelho tem uma lesão que precisa ser considerada.

Então, se em 2018 as corridas foram essenciais em meu processo de superação, agora em 2019 o meu ambiente corporativo inspirador e ousado, aliado ao preparo cuidadoso de meu *personal trainer* e meu foco e disciplina, estão sendo a base de minha recuperação, sem cirurgia, que já me permitem distâncias de até 15km, como a da São Silvestre 2019, que acabo de correr totalmente focado na "linha de chegada". Mais uma vez que cruzo a "linha de chegada" aos prantos de felicidade!

A propósito, a São Silvestre 2019 teve uma das mais inspiradoras chegadas da elite, na qual o representante do Quênia ultrapassou o até então primeiro colocado a algo como um segundo da "linha de chegada", nos trazendo ricas lições sobre foco, superação e perseverança!

Mas, afinal, "de onde vem a força dos resilientes"?

Não ousaria dizer que há a receita perfeita, nem tampouco que se trata de algo matemático, mas certamente alguns ingredientes são fundamentais: um **propósito pessoal** que seja claro para você, muita **disciplina e foco**, um verdadeiro **time torcendo a favor**, sem artimanhas e jogos de cena, um **ambiente pessoal e profissional** motivador e inspirador e, fundamentalmente, **paixão** pela "linha de chegada".

A propósito, entenda "linha de chegada" como sendo qualquer de seus objetivos pessoais. Encare-os de frente e acredite que cair e levantar faz parte da jornada dos verdadeiros vencedores.

17. A "maratona" de São Silvestre

Guilherme Colombo Bonaroti

O ano era 2015. Eu havia acabado de retornar das férias de final de ano (com muita comida e bebida). Primeira semana de janeiro, lá fui eu definir as "metas" para o ano novo que acabava de começar. Ao abrir o caderno para começar a rabiscar as primeiras linhas, uma foto caiu de dentro dele.

Quando a olhei, reconheci muita coisa: o ano em que ela havia sido tirada (2005), o lugar, o momento e as pessoas nela. Bem, reconheci quase todas as pessoas, pois uma em específico eu quase não reconheci: e era eu mesmo.

Fui até o espelho mais próximo e confirmei nele tudo o que vi: nesses 10 anos eu havia engordado muito. Confesso que nunca fui uma pessoa preocupada em manter uma "boa forma", porém sempre me preocupei com a minha saúde. Mas aquela foto, verdadeira e cruel, me fez enxergar que eu estava seguindo um caminho perigoso.

Decidi, naquele momento, que iria reverter esse jogo. A próxima pergunta seria: como?

Vou me matricular em uma academia foi minha primeira ideia. E logo me lembrei das inúmeras matrículas realizadas na empolgação e que não duravam mais que dois ou três meses.

Existiria uma outra opção?

Nesse momento, uma lembrança da minha infância reapareceu. Lembrei da época que, ainda menino, sentava junto ao meu pai para assistir à corrida de São Silvestre. Lembrei como eu ficava fascinado com a capacidade daquelas pessoas de conseguir correr por tanto tempo (na época, a distância era algo totalmente desconhecida).

Corrida, por que não? Claro que sim! E, assim, decidi que correria uma São Silvestre.

Por onde começar? Onde vou treinar? Vou ter tempo? Preciso comprar um tênis? As perguntas explodiam na minha cabeça! Decidi deixar as dúvidas de lado e começar pelo básico, que era começar a correr.

Corri por longos e dolorosos 500 metros. Algo em torno de 2 minutos. E no final deles estava me sentido todo quebrado. Realmente não seria fácil.

No segundo dia de treino, já pensando em desistir, tomei uma outra decisão: me inscrever para uma prova de 5km.

Do dia da inscrição para o dia da prova seriam três meses.

Montei uma planilha de treinos para esses três meses, com informações tiradas de livros e vídeos, e comecei os treinos.

Foram três dicas que recebi de um amigo (que corria havia muitos anos) que nunca esqueci:

1. Corra pensando no tempo, e não na distância. E evolua 5% a cada semana.
2. Divida seu treino em dois tipos: tiros curtos/rápidos e corridas longas/devagar.
3. Não correr em círculos! Fuja das pistas circulares! Isso vai acabar com sua motivação.

Os três meses se passaram, todos (ou quase todos!) os treinos foram realizados e chegou a data da corrida. Foi uma emoção vestir o traje de corredor com número no peito. Eu me senti um atleta. A emoção da largada só não foi maior do que a emoção da chegada. Consegui terminar a prova! Não sabia eu que, naquele dia, começava *a* **minha vida de corredor**.

Eu me inscrevi para várias provas de 5km, 8km e 10km. Quando chegou o momento de enfrentar a São Silvestre.

Chegado o grande dia, 31 de dezembro, estava eu no meio da multidão (incluindo as pessoas com as famosas fantasias de Batman, super-homem, Chapolin e a famosa placa da cidade de Cerquilho-SP).

Começa a prova! Dou um famoso "tchauzinho" para as câmeras da Rede Globo e corro!

A São Silvestre reserva um desafio especial: os seus últimos 2 quilômetros são a famosa "subida" da Brigadeiro. E ela chega... pode até demorar, mas ela chega. Algumas pessoas que antes corriam agora andam, outras desistem. Eu continuo correndo... coração a mil!

Em alguns momentos penso em desistir e simplesmente andar. Porém, forço a me lembrar que fui até lá para correr, e não para andar. Eu continuo. Cada metro é feito com muita dor.

Quando entro na reta final, em plena Avenida Paulista, deixo a emoção explodir e começo a chorar. Mais do que uma meta, foi um sonho de criança realizado!

Antes de finalizar, acho importante explicar por que usei o termo "maratona" no título do texto. A corrida de São Silvestre não é considerada uma maratona. Maratona são provas com 42km e 195 metros. A São Silvestre possui 15km, mas existe uma piada entre corredores, pois todos os **não** corredores chamam a corrida de maratona, por desconhecimento.

Tive a "ousadia" de colocar esse título para lembrar que uma prova não começa na largada da prova, mas muitos meses antes. E são durante esses meses que a corrida nos transforma e nos mostra que uma prova não se faz com o corpo, mas principalmente com a cabeça.

18. Como mudei meu *mindset* depois de uma vida sedentária

Joana Carrasco

A obesidade é uma das doenças que mais acometem pessoas de diversas idades no mundo inteiro. Segundo Araújo et al (2019, p. 1) "a obesidade apresenta origem multifatorial e é bastante frequente no Brasil. Os hábitos alimentares podem refletir conflitos psíquicos que influenciam diretamente as práticas de cuidado, especialmente a dieta e a atividade física. A obesidade expressa formas de ser; segundo Merleau-Ponty, por meio do corpo, o homem vivencia o mundo – o corpo carrega valores e percepções".

Tendo dito isso, em como a obesidade tem relação direta com um pós-operatório de joelho? Pois bem, o caso de hoje é um exemplo de como o excesso de peso pode causar lesões e outros problemas de saúde.

A rotina faz com que deixemos em segundo plano a atividade física, a valorização das consultas de rotina e o cuidado com o nosso corpo. Escutamos com frequência aquela frase: "não malhei hoje porque não tive tempo!". E quando teremos tempo para olhar para nós mesmos? Percebi isso tarde demais. Vocês entenderão em breve, mas primeiro vou explicar um pouco mais sobre minha vida e a luta contra a obesidade.

Infância e adolescência

Na infância não era gordinha, mas não era tão magra quanto minha irmã e primas, e por isso era difícil fugir das comparações. Então desde muito nova eu ouvia "tem que fazer dieta! Está muito gordinha, minha filha!" Porém, eu me movimentava bastante praticando as brincadeiras daquela época, como: pique-pega, pique-bandeira, pipa, queimada, pique-esconde, sempre fazendo atividade de um lado para o outro, me exercitando sem nem perceber.

Uma menina muito agitada e amante do esporte, na adolescência no colégio, participei das olimpíadas, eventos esportivos e fui a pioneira no futebol feminino na escola.

Inclusive, na época, foi necessário marcar uma reunião com o diretor da escola para pedir uma explicação, afinal por que só os meninos podiam jogar bola no recreio? Foi então que consegui o espaço feminino! Assim era meu envolvimento com o esporte! Intenso! Para contribuir com tudo isso, eu não era muito fã de estudo, então resolvi unir o útil ao agradável, pensei: "vou prestar vestibular para educação física, vai ser moleza!" Doce ilusão!

Graduando em educação física

Na época, acima do peso, achava que a Educação Física me ajudaria na missão de emagrecer sem o controle alimentar. Chegava a ouvir de familiares: "que bom, passou para Educação Física, agora vai emagrecer, hein?!!" Porém, a obesidade é uma doença silenciosa. Quem nunca ouviu: "vou começar a dieta semana que vem?!" "Ah, come só um pedacinho, não fará mal algum!", "Dieta fim de semana, está maluca?!" E assim por diante.

A obesidade é uma das doenças mais difíceis de se tratar, afinal todo mundo usa a comida como desculpa para comemorar. Como temos de manter regularidade, infelizmente acaba sendo fácil boicotarmos e deixarmos de lado.

Comecei a faculdade e em paralelo tentava de tudo, vigilante do peso, *shake* de emagrecimento, mas o mistério nisso tudo era a falta de compromisso. Eu ainda não tinha entendido que de nada adiantaria se eu não estivesse focada nesse propósito. Para termos um emagrecimento saudável é necessário compromisso/maturidade e reeducação alimentar aliada à atividade física. Até tinha foco em alguns dos itens citados anteriormente, mas não em todos, e o corpo acabou pecando nessa falta de cuidado.

Overtraining, sobrepeso e a lesão

De acordo com Rohlfs et al, é comum atletas e não atletas excederem os limites de suas capacidades físicas e psicológicas ocasionando o desenvolvimento da síndrome do excesso de treinamento (*overtraining*), a qual é definida como um distúrbio neuroendócrino (hipotálamo-hipofisário) que resulta do desequilíbrio entre a demanda do exercício e a possibilidade de assimilação de treinamento, acarretando alterações metabólicas, com consequências que abrangem não apenas o desempenho, mas também outros aspectos fisiológicos e emocionais.

A faculdade em si é muito intensa, são aulas práticas quase todos os dias e uma após a outra. Basquete I, futebol I e handebol I seguidos, imagina? Além da aula que eu menos gostava, aptidão física, que nada mais é do que corrida e treino, fatores super complexos para uma gordinha. Em consequência do meu excesso de peso, tinha vergonha de fazer corrida, porque não aguentava meu corpo, não conseguia respirar e o joelho sentia bastante.

No quinto período da graduação, fazia futebol I de 8 às 10 da manhã e de 10:10 às 12:10 tinha aula de basquete I, e foi então o agravamento do problema, somado à obesidade, à alimentação inadequada e ao *overtraining*.

O corpo sentiu e tive uma lesão de menisco na tentativa de uma finta (drible no basquete, especificamente) e uma possível cesta. Infelizmente a finta aconteceu, porém a cesta ficou para o próximo período, pois só vi o chão naquele momento. Os amigos brincaram, "para de charme! Levanta-te!", e só perceberam a gravidade quando me viram chorando porque eu não conseguia ficar em pé. Inicialmente foi diagnosticado um estiramento simples. Uma artroscopia básica iria resolver meu problema.

Mas, lembro como se fosse hoje, após a cirurgia o médico me informou: "a cirurgia foi mais complexa que eu imaginava, ao abrir seu joelho o menisco estava partido. Tivemos que fazer uma sutura de menisco e infelizmente você ficará 6 meses sem andar". Além disso, explicou o motivo desse procedimento: como eu era muito nova, caso ele retirasse o menisco inteiro, eu poderia ter sérios problemas precocemente, como artrose .

Difícil demais! E a faculdade? E o sonho? E o emagrecimento?

A cura, a fisioterapia e a acupuntura foram aliadas no pós-operatório

Comecei fisioterapia logo após a cirurgia e a tão querida acupuntura todos os dias. O tratamento era intenso, e a cada dia a mobilidade, a força e os arcos de movimento iam se reconstruindo. Os movimentos iam sendo resgatados, e a experiência de viver a vida de um cadeirante foi sendo sensacional. Ah! Esqueci de falar, né? No início tinha vergonha de sair de casa, da cadeira e dos olhares preconceituosos. As pessoas me perguntavam com olhares "o que deve ter acontecido com essa menina?" Viver essa experiência me fez pensar mais no outro, me colocar no lugar do outro. Quanto o nosso país precisa melhorar em acessibilidade? O quanto nós temos que respeitar as pessoas que possuem necessidades especiais. Foram momentos tristes em que refleti e me coloquei no lugar de todos eles. Tentar ir ao banheiro e não conseguir entrar com a cadeira, precisar assistir a um filme no cinema sozinha na rampa, por não ter acesso a cadeirante. As pessoas te olharem de cima a baixo com a expressão "tão jovem, o que será que ela teve?" E era assim!

Fato é que a acupuntura mudou a minha vida, aliada à fisioterapia. Foram muitas sessões, cuidado, carinho. Em vez de ficar de cadeira de rodas por seis meses, em quatro meses eu já estava andando e ainda hoje, depois de mais de 10 anos, me lembro do cirurgião falando comigo: "você está andando? Quer acabar com a minha cirurgia???".

E eu sorri e disse: está tudo bem, sem dor! E andando!

A obesidade é uma doença; e ela precisa ser vista como doença, e não como relaxamento. Eu era jovem, não tinha maturidade, compromisso e muito menos valorizava a atividade física. Eu achava que o corpo aguentaria. Hoje tenho plena noção que não precisaria ter passado por nada disso.

E a faculdade?

Cheguei a pensar em desistir. Acabei me formando acupunturista por amar demais essa profissão e terminei a educação física na Universidade Federal Rural do Rio de Janeiro (UFRRJ).

Tive muita ajuda! Meu pai e meu irmão não me deixaram desistir em momento algum. Meu pai me levava para a faculdade todos os dias e me trazia para casa, para que conseguisse acompanhar as aulas. As disciplinas práticas eu terminei quando já estava apta e totalmente liberada pelo médico. E posso dizer que, além da família, os amigos são tudo. Sou muito grata aos excelentes amigos, que estavam sempre comigo nessa jornada, mandando matéria, energia e muito carinho para que não deixasse a "peteca" cair. E ela não caiu.

O joelho ficou 100%, mas a luta contra a obesidade permanecia!

Eu me recuperei do joelho, mas a luta contra a obesidade continuava. No próximo capítulo contarei como venci a doença.

Referências

ARAÚJO, Flávia Maria et al. Obesidade: possibilidades de existir e práticas de cuidado. **Saúde soc.**, vol. 28, n. 2, Apr./Jun. 2019. Disponível em: <https://www.scielosp.org/scielo.php?script=sci_arttext&pid=S0104-12902019000200020&lang=pt#%2019:54%2029/12/2019>. Acesso em: 06 mar. 2020.

ROHLFS, Izabel Cristina Provenza de Miranda et al. Relação da Síndrome do Excesso de Treinamento com Estresse, Fadiga e Serotonina. **Revista Brasileira de Medicina do Esporte**, vol. 11, n. 06, nov./dez. 2005.

19. É na dificuldade que encontramos força para vencer

Joana Carrasco

A luta contra a obesidade continuava! A família já tinha feito tudo, mas como eu não tinha disciplina o efeito sanfona era frequente. Não emagrecia de forma alguma! Conseguia chegar em um peso razoável, mas a ansiedade e problemas rotineiros me faziam relaxar e engordar tudo novamente.

Costumo dizer que a dieta é matemática pura! Se a ingestão de calorias é maior que o gasto, a gente acumula, e é uma verdade! Então a receita é equilibrar o consumo com o gasto. Parece bem simples, né? Mas, para contribuir com esse acúmulo, a atividade física deixou de ser rotina, devido à cirurgia e à recuperação do joelho. E, apesar de gostar, o peso e o preconceito dos alunos das academias com profissionais fora do peso, aliados à falta de motivação, faziam com que o desânimo fosse frequente.

Somado a isso, tive alguns problemas pessoais que aumentaram minha ansiedade e o consumo de alimentos. Uma amiga recomendou a minha irmã que procurasse um médico muito bom e que talvez a sugestão fosse colocar um balão intragástrico para ajudar no emagrecimento.

Eu resolvi ir até o médico, aproveitando que era clínico geral, pois alguma coisa não ia bem com o meu estômago. Ao chegar no consultório, a consulta era em grupo e eu não estava entendendo muito bem os assuntos. "Que tipo de técnica você quer fazer?" "Nossa, você emagreceu demais, está ótima!" E todas as pessoas que estavam presentes tinham obesidade mórbida.

Eu fiquei muito curiosa, as pessoas relatavam o quanto sofriam com o constrangimento. Para vocês terem uma ideia, a secretária, com todo o cuidado, tentava dar o melhor conforto, mas uns não conseguiam sentar, devido à quantidade de peso. Outros sentavam em duas cadeiras por não conseguir sentar apenas em uma. Diante desse cenário, e eu não entendendo aquela consulta, questionei a secretária: "não estou entendendo o que eles estão falando". E ela disse: "As técnicas de bariátrica.

Qual você quer fazer?" E eu respondi: "Bariátrica?! Eu?! Na verdade, eu vim colocar balão e trazer uns exames. O que eu estava fazendo ali?!" (rimos juntas). E pensei: já que eu estou aqui, vou ficar.

Depois de algum tempo, eu entendi que a primeira consulta com o cirurgião que eu escolhi para seguir essa jornada comigo era realizada em grupo de cinco pessoas. Ele nos recebeu muito bem, pesou todos os pacientes e avaliou o índice de massa corporal (IMC) de cada um. Além disso, explicou quem teria a indicação cirúrgica ou não, os riscos, as dificuldades e os benefícios de um paciente pós bariátrica.

A Organização Mundial da Saúde (OMS), cujas preconizações também são adotadas pelo Conselho Latino-Americano de Obesidade e Ministério da Saúde, classifica a obesidade em três níveis de gravidade com base no IMC: obesidade grau I, quando o IMC se situa entre 30 e 34,9 kg/m^2; obesidade grau II, com IMC entre 35 e 39,9 kg/m^2; e obesidade grau III ou obesidade mórbida, quando o IMC ultrapassa 40 kg/m^2, cita SOEIRO et al (2019).

Quando chegou a minha vez ele disse: "o que você está fazendo aqui? Você não tem peso para operar". Na medição meu IMC deu menor que 35. Foi então que expliquei que estava nessa consulta por terem me recomendado para a colocação do balão intergástrico, e ele respondeu: "não coloco balão, sou cirurgião bariátrico". Confesso que me assustei com a resposta dele.

Mesmo não tendo a recomendação cirúrgica, aproveitei e, após a consulta em grupo, pedi a ele que me examinasse e olhasse os exames. Naquele momento, fui diagnosticada com uma hérnia de hiato em um tamanho grande, e a sugestão seria a cirurgia. Devido a essa hérnia e outras comorbidades associadas à obesidade, eu passaria a ter a recomendação de operar.

Então comecei a fazer todos os exames, me viraram do avesso (risos). Descobrimos que eu estava com colesterol alto, gordura no fígado, glicose alta e problemas ortopédicos. Sim! A obesidade fez e faz estragos em nosso corpo! E é uma das doenças que mais mata atualmente.

A cirurgia bariátrica

No dia 23 de março de 2016 eu operei e nesse dia eu considero que renasci. Ouvi várias críticas e as pessoas falavam: "Operar é fácil". "Não precisa fazer atividade física, só operar que você emagrece". E isso é a maior falácia.

A cirurgia foi um sucesso e sem intercorrências. Os piores momentos foram as primeiras horas no Centro de Terapia Intensiva (CTI). A recomendação médica são três dias no hospital, sendo o primeiro dia no CTI. Após essa etapa, temos que utilizar um dreno durante sete dias, onde é monitorada pelo médico a quantidade de líquido que terá de ser drenado a cada duas horas, para monitoramento da parte interna.

E a atividade física?

Três dias após a realização da cirurgia, a recomendação médica é a ingestão de líquido a cada duas horas, ou, caso sentisse necessidade, podia ingerir água de coco, isotônicos e fazer leves caminhadas, se possível pelo menos 30 minutos por dia. Foi nesse momento que iniciei minhas atividades físicas.

Como eu disse, a reeducação alimentar, o compromisso e a atividade física fazem o emagrecimento acontecer – no meu caso, foi uma questão de saúde, e posso afirmar que sou muito grata a Deus por essa experiência.

Os dias foram passando, a ansiedade era absurda, não existia fome e a recuperação foi incrível. Passada uma semana, eu tinha emagrecido 7 quilos e retirei o dreno. Um alívio!

Minha maior alegria foi poder comer gelatina na segunda semana, e, além de água de coco e isotônico, eu também podia tomar caldo de galinha. Confesso a vocês que eu sempre odiei gelatina, mas a vida ensina, e me ensinou, a comer novamente.

A atividade física estava aumentando, a motivação melhorando e a autoestima também, com isso o processo de emagrecimento estava a passos largos.

Em um mês eu tinha emagrecido quase 15 quilos. Pouco? Os pacientes obesos mórbidos emagrecem mais, pois eles possuem mais peso, e o emagrecimento acontece de forma proporcional à quantidade de peso que a pessoa tinha e o quanto de atividade física que ela faz no processo de recuperação. Em um ano já tinha perdido todo o peso necessário e a saúde totalmente normalizada. Todas as doenças citadas antes já não existiam mais – milagre da cirurgia? Não, como foi dito anteriormente, tudo isso é um conjunto de emagrecimento e atividade física.

Por um acaso do destino fui parar nesse médico e de uma dificuldade encontrei força para me enxergar, me valorizar e me amar. No dia 23 de março de 2020 completo quatro anos que operei e ainda estou na minha meta, realizei sonhos que com a obesidade jamais conseguiria e me vejo como uma pessoa feliz e completa. Precisamos acreditar que na vida nada é por acaso e, se queremos, temos sempre que ir em busca dos nossos objetivos.

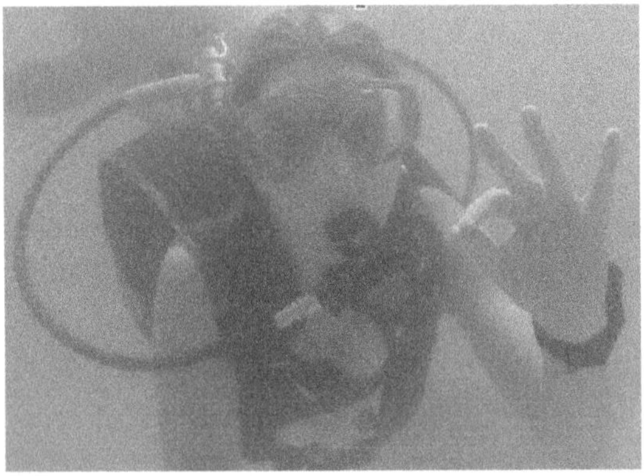

Figura 19.1. Renascendo em alto mar. O primeiro mergulho

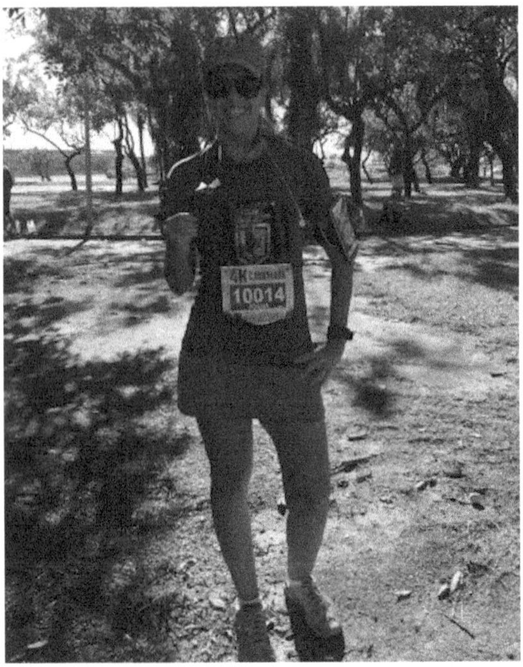

Figura 19.2. Primeira corrida de rua

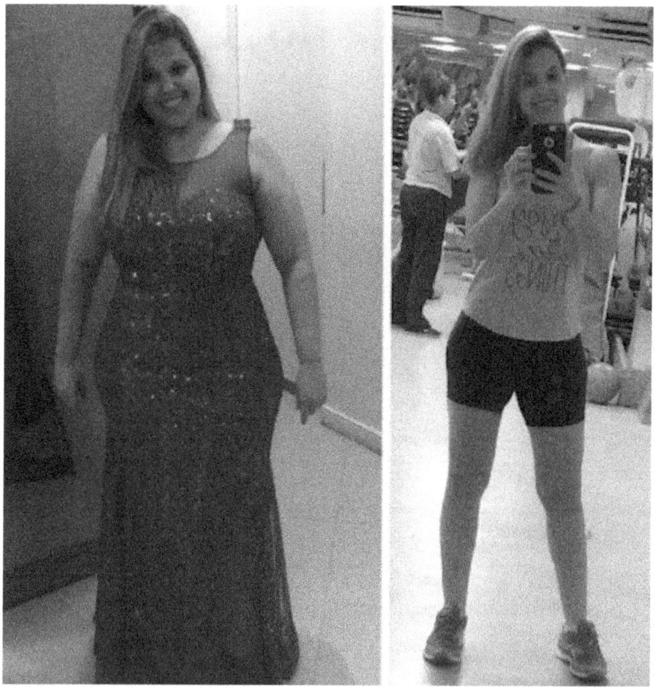

Figura 19.3. Antes de depois Joana Carrasco. Peso inicial 99 quilos, peso final 58 quilos

Referência

SOEIRO, Raquel Lima et al. Educação em Saúde em Grupo no Tratamento de Obesos Grau III: um Desafio para os Profissionais de Saúde. **Rev. bras. educ. med.** vol. 43, n. 1, suppl. 1, 2019, p.681-691. Disponível em: <http://dx.doi.org/10.1590/1981-5271v43suplemento1-20190005>. Acesso em: 06 mar. 2020.

20. Minha jornada do zero ao Ironman

Luiz Mandarino

> **Vontade, compromisso e persistência são palavras que transformam sonhos em realidade!**

Você diria que alguém que até os 33 anos de idade não fazia nenhuma atividade física, não sabia nadar e nem andar de bicicleta poderia completar um Ironman?

Pode soar impossível, extraordinário e fora do comum. Mas não é. Com planejamento, orientação, muitos treinos e dedicação, pessoas comuns podem, sim, se tornar um Ironman.

Você deve estar curioso nesse momento para saber como isso foi possível, qual a razão para eu entrar nessa jornada.

Tenho uma esposa que sempre foi desportista e nunca desistiu de me puxar para a atividade física. Ela sempre praticou atividade desde pequena, entre natação, tênis, squash, artes marciais, asa delta etc.

Eu sempre fui um nerd assumido, e até 2003 só soltava pipa no ventilador e jogava bola de gude no carpete! Por esse motivo, não poderia chamar meus níveis de estresse e parâmetros de saúde como exemplares.

A prática esportiva para mim só começou com a patinação em 2003 (fomos fundadores da Rioinline, um movimento de patinação no Rio), e em 2004 eu já me aventurava a fazer uma maratona (42km) de patins nos EUA (essa é uma outra história).

Descobri algo que estava latente, que fazia parte de mim, mas que ainda não tinha aprendido a dar vazão: abraçar desafios!

A partir de 2005 já estávamos em competições de patinação de velocidade (corrida de patins). Competimos nos campeonatos carioca, brasileiro e competições internacionais até 2009. Neste incrível ano fui campeão master brasileiro e carioca em 2009.

Ao final do campeonato, decidimos parar a patinação e buscar uma nova atividade: a corrida de rua.

De 2010 a 2011 começamos a correr os circuitos de rua. E no mesmo ano de 2011 demos os primeiros passos no triatlo.

E o triatlo entrou em nossa vida quase que por acaso. Em 2011 assistimos uma prova noturna em Copacabana (Rio de Janeiro) e a minha esposa profetizou: vamos conseguir fazer isso!

E eu disse: se você vai fazer (para ela o caminho seria um pouquinho mais fácil, pois já dominava as três modalidades), eu também vou! Só tem um detalhe: tenho que aprender a nadar (e vencer esse medo que carrego há mais de 40 anos) e a andar de bicicleta (dei as primeiras pedaladas somente depois dos 30 anos, e por isso tinha pouca intimidade e habilidade com a magrela)!

Uma dica importante: cerque-se de pessoas que irão ajudá-lo na jornada.

A partir daí, buscamos uma assessoria de natação no mar e começamos a procurar uma bicicleta para minha esposa.

Antes, entrei em uma escolinha de natação que aceitava adultos e tive um professor super cuidadoso e paciente para me explicar como eram os primeiros passos e técnicas da natação.

Os anos de 2011 e 2012 para mim foram muito focados para migrar para o mar, fazer provas e experimentar as dificuldades de uma prova de triatlo, como ter contato (pancadas) na natação, transição para a bicicleta, adaptar a saída da bicicleta para o início da corrida, alimentação, hidratação, entre outras coisas.

Em 2011 minha esposa fez o primeiro *Triathlon sprint*, e em novembro de 2012 eu finalizei o meu primeiro *Triathlon sprint* (750m de natação, 20km de bicicleta e 5km de corrida)!

Fico arrepiado com a sensação até hoje! Quando terminei achava que algo mágico tinha acontecido, um clique, um despertar: olhar o que foi possível conquistar em um ano de dedicação!

Naturalmente que ainda tínhamos muito para evoluir nesse esporte apaixonante! Nesse momento eu e minha esposa tomamos caminhos diferentes: ela focou em provas curtas (ela correu em 2017 o campeonato mundial de triatlo na sua categoria em Roterdã – Holanda) e eu parti para as provas longas.

Quem começa no triatlo sempre pensa e tem como sonho fazer um Ironman (3.800m natação, 180km de bicicleta e 42km corrida).

Por esse motivo, fui evoluindo das provas de *sprint*, olímpico, *endurance*, meio *iron* (Ironman 70.3) e decidi em 2015 fazer o meu primeiro Ironman após acompanhar alguns amigos que participaram da prova naquele ano.

Em maio de 2017 realizei esta meta: fiz meu primeiro Ironman: 11:11:29 h!

Novos sonhos já estão sendo sonhados e não podemos deixar de realizá-los!

E pensar que em cinco anos eu não sabia nadar e andar direito de bicicleta! Vencer a curva de aprendizado de cada modalidade só foi possível com a ajuda de excelentes profissionais e amigos que auxiliaram ao longo da jornada. Como diz o ditado: tudo começa com a primeira braçada, a primeira pedalada e o primeiro passo!

Fiz em torno de 35 provas desde 2012, e o ciclo de treinos para o Iron passou por acumular mais de 12 provas de triatlo, sendo 4 meios Iron.

Hoje a atividade física faz parte do meu cotidiano e me ajuda a ter mais foco e tranquilidade no trabalho e na vida pessoal.

Nesse momento trago uma reflexão: para mudar basta ter a vontade e a disciplina necessária.

Você só acha que tudo o que você faz é sacrifício se você não abraçar a tarefa com vontade, compromisso e persistência. Se você fizer isso, tudo será uma etapa necessária para que você alcance o seu objetivo. A graça da vida é essa: é você poder fazer o seu melhor a cada momento, em tudo o que faz, desde a superação do medo de nadar, andar de *bike* ou evoluir na corrida até assumir uma nova posição no trabalho, tomar uma importante decisão pessoal ou dar uma grande virada na sua vida.

Vale todo o esforço? Claro! A sensação de superação e realização de uma meta é algo fantástico. Energiza e mostra que o seu limite é você que impõe.

Se eu não sabia nadar, e fiz um Ironman, o que não posso realizar no trabalho e na vida?

A todo momento temos a oportunidade de fazer algo relevante para nós e para os outros. Nosso exemplo e modelo auxiliam e inspiram a mudança em outras pessoas!

Há um ditado que diz: "viva a vida na sua zona de conforto e você terá uma vida segura, mas provavelmente pequena".

Na vida é assim: comece fazendo algo necessário, depois algo diferente, e de repente fará algo extraordinário.

Cinco dicas para começar a sua jornada

1. Seja aberto às mudanças e busque refletir sobre o seu propósito.
2. Seja o protagonista de qualquer mudança! Somente você pode dar o primeiro passo!
3. Seja feliz fazendo o que gosta! Não espere se aposentar para viver a vida!
4. Seja consistente e trabalhe incansavelmente para ser a sua melhor versão a cada dia! Pratique, pois somente assim o aprendiz vira mestre!
5. Seja generoso e faça o bem! Este é o melhor investimento que você pode fazer, com retorno garantido no longo prazo!

Referências

BARCELLOS, Carol; DOMINGUES, Renata. 21km + 42km: corredores testam seus limites no Desafio Cidade Maravilhosa. **Eu Atleta**, 21 maio 2018. Disponível em: <https://globoesporte.globo.com/eu-atleta/corridas-e-eventos/maratona-do-rio/noticia/21km-42km-corredores-testam-seus-limites-no-desafio-cidade-maravilhosa.ghtml>. Acesso em: 06 mar. 2020.

DOMINGUES, Renata. Vontade, compromisso, persistência: o primeiro Ironman a gente nunca esquece. **Eu Atleta**, 01 jun. 2017. Disponível em: <http://globoesporte.globo.com/eu-atleta/rumo-ao-apice/noticia/vontade-compromisso-persistencia-o-primeiro-ironman-a-gente-nunca-esquece.ghtml>. Acesso em: 06 mar. 2020.

POSTOS PETROBRAS. Luiz Mandarino | Campanha Petrobras Grid. **YouTube**, 05 nov. 2018. Disponível em: <https://www.youtube.com/watch?v=PbfCprEaWWw>. Acesso em: 06 mar. 2020.

21. Será possível correr 21K com fibromialgia?

Carla Regina Ezaki

Minha história começa como a de muitos outros: no departamento médico! Com dores diárias, cansaço extremo e rigidez matinal, tive dois diagnósticos que vou levar para a minha vida toda: hérnia de disco e fibromialgia.

Para quem não conhece essa doença, é uma síndrome que manifesta dor crônica e generalizada em seus portadores, além de fadiga, distúrbios do sono e outras comorbidades. Essa doença não tem cura, não tem um tratamento ou um exame específico que possa comprová-la, portanto passei por muitos anos sendo considerada preguiçosa, mentirosa, maria das dores, hipocondríaca, entre outras denominações. Tive depressão e ainda enfrento distúrbios de ansiedade.

Bom, com tudo isso, o último lugar que eu me imaginaria era em uma academia de ginástica, porém o único remédio conhecido para amenizar essa doença é justamente a atividade física; então não tive escolha, me matriculei na academia em 2016, mas era daquele jeito: ia um dia, faltava uma semana, voltava... sem constância a dor somente aumentava.

Foi aí que conheci um anjo em forma de gente, com olhos puxados de japoneses e um coração de um grande treinador! Esse professor me apresentou ao mundo da corrida e do triatlo, e eu me apaixonei tanto por ele quanto pela corrida!

Passei a não faltar mais a academia apesar dos desafios e das dores intensas (sim, é no plural mesmo, a dor nunca acontece em um único lugar). Insisti apesar de alguns médicos me dizerem que corrida não era pra mim ("pra que você faz tanta questão de correr? Faz hidroginástica de leve e caminhada, você não pode fazer nada além disso!").

Chorei, caí, levantei e com ajuda do professor essa fase do não pode ficou lá atrás. Em 2019 completei a minha primeira meia maratona (21km) e eu me casei com o professor!

Foi a conquista final? Não! Agora me curei? Também não.

Sigo com a fibromialgia, que me acompanha e vai me acompanhar enquanto eu viver, mas graças à corrida eu estou em pé, ativa e sem remédios.

Estou em fase de treinamento para um duatlo e quiçá um triatlo, pois aprendi que "não pode" não existe, desde que se tenha um acompanhamento de profissionais especiais.

Limite existe em apenas um lugar: na nossa mente!

22. Qual a diferença entre ter sucesso e ser bem-sucedido?

Victor Gonçalves

Desde muito cedo tive contato com experiências que me ajudaram a construir uma vida baseada em objetivos. E tudo ficou ainda mais intenso após uma precoce aposentadoria na carreira de jogador de vôlei e uma breve passagem pelas forças armadas brasileiras, onde desenvolvi uma mentalidade orientada ao cumprimento "da missão".

Aos 20 anos, no auge da minha arrogância, defini cinco objetivos que norteariam minha vida pelos dez anos seguintes. Havia decidido que teria minha casa, o carro dos meus sonhos, uma parceira para compartilhar a vida, um filho(a) que reunisse o melhor de nós dois e uma carreira da qual me orgulhasse. Felizmente, a arrogância foi dando espaço para algo muito mais nobre, a razão por trás do que me move. A consciência sobre o meu propósito me ajudou a buscar conhecimentos que não apenas me permitiram encontrar caminhos mais sábios, como me permitiram alcançar mais rápido tudo aquilo que havia decidido para um horizonte de 10 anos.

Aos 26 eu já havia conquistado tudo aquilo que julgava necessário para "ter sucesso". Foram muitas escolhas conscientes que me levaram a esse resultado. Toda intensidade e determinação empregadas me fizeram conquistar meus objetivos muito mais rápido que o planejado. Cada renúncia que fiz, até então, havia feito sentido. Afinal, casado com uma incrível mulher que sempre me apoiou, com quem tive um filho cujo carinho não cabe em si, uma posição profissional de prestígio com diversos projetos expressivos "nas costas", bens materiais que sempre sonhei e dois livros escritos, convenhamos, era até justo pensar que o sucesso tinha batido à minha porta. Mas a verdade é que um novo ciclo de renovação viria e seria o mais importante até aqui.

Apesar dos resultados expressivos, todas as renúncias que fiz para chegar aonde queria me custaram algo que se tornou um vilão silencioso. Meu estilo *workaholic* me trouxe resultados, mas também trouxe hábitos que, mesmo sem perceber e sem querer, já estavam lá, instalados na minha rotina. Destaco aqui as três principais causas de problemas de saúde para qualquer ser humano: falta de uma alimentação adequada, ausência da prática de atividades físicas e predominância de uma mente inquieta e frequentemente hiper vigilante, ou seja, ansiedade.

Naturalmente, as consequências vieram, como o aumento de peso, índices alterados nos exames de sangue, pressão arterial com médias de 14x9 com menos de 30 anos sendo ex-atleta, frequência cardíaca na casa dos 110 batimentos por minuto em estado de repouso, gordura visceral e circunferência abdominal compatível com problemas cardiovasculares. E o que eu fiz ao saber disso tudo? Nada!

Tudo o que eu provei que era capaz de fazer, superar limites, bater metas e gozar dos resultados de alta performance no trabalho, era totalmente antagônico quando se tratava da minha saúde. Eu continuei fazendo aquilo que fazia e percebi que não havia me tornado uma pessoa tão sábia assim, pois a arrogância voltou e com ela os seguintes pensamentos: "ahhh, nada irá acontecer" ou ainda "isso é normal no século XXI".

Infelizmente, alguns modelos educacionais não compatíveis com o século XXI ainda vigoram, e, com eles, um padrão de pensamento que sugere que as coisas nunca irão acontecer conosco, que sempre há tempo e que devemos acreditar na ilusão de que vamos viver por longos anos. Aos 30 anos percebi que a única coisa que temos na vida é tempo. E não sabemos quanto. E exatamente por isso é importante valorizá-lo com todas as energias que há dentro de si.

Se os dados citados não foram suficientes para provocar uma mudança nos meus hábitos, algo mais intenso aconteceria, e foi quando descobri que estava com um câncer.

Lembro de cada detalhe de como agi para lidar com a situação. Cheguei até a orgulhar-me de mim mesmo, eu vi como uma oportunidade de pôr em prática tudo aquilo que aprendi. Aceitei o problema e agi. Agi como um verdadeiro *complex problem solver*. De fato, minha determinação e foco na resolução do problema em questão me fez parar a vida inteira, principalmente o trabalho – afinal, trabalhar era tudo para mim. Eu não tinha tempo para cuidar da minha saúde e, a essa altura, nem de cuidar da minha família. Mas agora era real! Não se tratava de um dado que poderia ou não trazer um problema. O problema já estava ali. E eu queria resolvê-lo.

Felizmente, graças à minha dedicação para lidar com o assunto mantendo o equilíbrio emocional, somada aos maravilhosos médicos que encontrei, às disponibilidades de pessoas que me ajudaram no processo e à minha crença espiritual de que tudo daria certo, hoje estou aqui e tive a oportunidade de parar alguns instantes da minha vida para escrever este texto – e olha que hoje faço muito mais coisas que antes. Só que faço melhor.

O tumor foi no testículo esquerdo – que foi removido –, e somado a todos os fatores, como tipo de tumor (patologia) e exames complementares, não precisei fazer tratamentos auxiliares. Foi tudo muito rápido e bem no início, contribuindo para uma recuperação menos traumática. E o sentimento gratidão que eu sentia após ter passado por essa experiência não me permitiu manter a vida como ela estava. Era necessário um novo objetivo na minha vida.

Meu foco na saúde floresceu e eu entendi que para lidar com algo que há anos eu não dava atenção eu precisaria de ajuda. Não bastava a minha decisão de "fazer diferente". Nós não precisamos ser bons em tudo ou fazermos tudo sozinhos. Uma grande lição do século XXI é que você precisa se cercar de pessoas melhores que você para lidar com algumas demandas da vida. Decidi então que a nutrição e os exercícios seriam meu recomeço. E após um ano frequentando academia com *personal* duas vezes por semana e nutricionista com consultas intervaladas ao longo dos 12 meses, saí de 32% de gordura corporal para 13%; perdi 14 quilos; desenvolvi mais massa magra em um ano do que a minha vida pregressa inteira; meus exames nunca foram tão bons, dignos do atleta que um dia eu havia sido.

Minha pressão arterial, 11x6, é reflexo de um novo estilo de vida. Naturalmente, no início dessa nova jornada diversas renúncias foram feitas. Festas sem álcool, frituras, gorduras e açúcar passaram a fazer parte da minha rotina. Um novo Victor nasceu. Considero hoje, aos 32 anos, que vivo minha melhor fase.

O ponto mais importante dessa experiência é que, por mais nobres que sejam suas intenções ou consciência sobre algo que merece mudar, eventualmente você precisará de um empurrãozinho de um agente externo opressor. Algo que você não controla eventualmente aparecerá para fazer você sair da inércia. E é exatamente nesse momento que você decide se ganha ou não no jogo na vida. No meu caso, sem dúvida assumir a doença e focar na resolução foi um ponto forte. Só que mais forte ainda foi, depois de saber que eu estava bem, reconhecer que precisaria de ajuda para continuar bem e evitar que a doença um dia voltasse.

Li mais sobre a doença, conheci pessoas que passaram pela experiência, seja similar ou não, entendi que os nossos hábitos são os maiores responsáveis por aquilo que acontece no nosso corpo, e, portanto, toda a responsabilidade do que viria a seguir poderia estar nas minhas mãos.

Sabendo que eu tinha *gaps* para lidar com os cuidados acerca da minha alimentação e práticas de esportes, condicionadores importantíssimos para uma vida saudável e fundamentais na luta contra o câncer, eu humildemente pedi ajuda. Aliás, eu aprendi a pedir ajuda. Não apenas para minhas questões pessoais, mas todo o reflexo também fluiu para meu trabalho.

Minha clareza mental e capacidade de envolver pessoas apaixonadas por um propósito se maximizaram, e hoje posso dizer sem dúvida que o câncer foi uma das melhores coisas que aconteceram na minha vida, pois com ele entendi a diferença entre ter sucesso e ser bem-sucedido. E a segunda é bem melhor.

23. O que aprendi com o karatê-do!

Victor Abdallah Neto

Aos seis anos de idade eu ganhei o meu primeiro quimono – roupa apropriada para o treinamento das artes marciais japonesas. O judô foi a minha primeira escola, minha primeira "lição de vida". Eu digo "lição de vida" porque o aprendizado de um esporte de combate fundamentado em uma filosofia riquíssima, tal como as artes marciais japonesas, extrapola o limite do *dojo* – local de treinamento.

O judô me ensinou a cair, e, na vida, nós sofremos quedas e mais quedas de todas as formas e alturas; mais cedo ou mais tarde levaremos golpes de todos os lados e cairemos por diversas vezes. Por mais vezes que você caia, além de saber como cair sem se machucar, o mais importante é não ficar "estatelado" no chão e levantar imediatamente pronto para a próxima queda.

A disciplina exigida durante o treinamento de uma arte marcial, o respeito aos professores e mestres, a coragem pra enfrentar adversários maiores, mais fortes e até mesmo mais habilidosos, a persistência e a resiliência são botados à prova à exaustão e são fatores fundamentais para se obter sucesso em qualquer área da vida.

Por isso, quando me perguntam qual atividade física/esporte eu indicaria para uma criança ou adolescente iniciar seu aprendizado, eu sempre aponto o judô, pois isso não só trará benefícios físicos e habilidades motoras como também moldará o caráter do judoca – aquele que pratica o judô –, deixando marcas profundas para o resto da sua vida.

Foco, disciplina, paciência, persistência, resiliência, aperfeiçoamento contínuo, atenção plena e espírito de luta são algumas das lições difundidas na filosofia do *bushido* – código de conduta dos antigos samurais (guerreiros japoneses entre os séculos XII e XIX).

Quando me mudei para São Paulo, optei por aprender karatê-do. O treinamento de karatê-do é um exercício de autoconhecimento.

Primeiro você aprende qual é a melhor defesa para cada tipo de ataque. Depois você aprende qual é o melhor golpe para cada situação; então você aprende que deve se adaptar a cada adversário, devido ao tamanho, à força, à técnica, à distância, à guarda aberta ou fechada, etc.

Nos treinamentos diários você aprende o alcance de cada golpe. Se você estiver muito longe do alvo, estará desequilibrado, logo o golpe será fraco. Se você estiver muito perto do alvo, o golpe será curto, logo o golpe não será eficiente.

O golpe do karatê-do deve ser rápido e preciso a fim de derrubar o adversário com o máximo de eficácia e o menor dispêndio de energia; ou seja, é preciso buscar sempre a eficiência máxima de cada golpe. É essa eficiência máxima que chamamos de *ippon* – o golpe perfeito!

Você deve conhecer tanto os seus pontos fortes quanto os seus pontos fracos. Deve desenvolver todos ao extremo! Aprimorar os seus pontos fortes e minimizar a deficiência dos seus pontos fracos.

Coloque na sua mente que o seu ponto mais fraco deve ser mais forte que o ponto mais forte do seu adversário. Se você tiver consciência disso tanto na sua vida pessoal quanto na sua vida profissional você não só alcançará os seus objetivos como superará todas as suas expectativas.

Tradicionalmente, o karatê-do foi criado para que uma pessoa desarmada pudesse se defender e contra-atacar uma outra pessoa que estivesse armada. Logo, se o objetivo é sobreviver ao ataque de alguém portando uma espada, pressupõe-se que é necessário eliminar o seu adversário com um golpe perfeito.

Treinar com o meu mestre – Sensei Akira Sassaki – era uma constante busca pelo golpe perfeito. Ele não se contentava com o mais ou menos; ou era tudo ou era nada. Ele exigia o máximo de cada um de nós. Quando estávamos exaustos e não conseguíamos completar mais nenhum golpe ele dava uma risada com o canto da boca e falava: "a locomotiva a vapor só começa a andar quando a água estiver fervendo!" E ele queria que nós nos comportássemos como uma locomotiva a vapor.

O termo pra isso em japonês é: *kaizen*, que significa – literalmente – aperfeiçoamento contínuo! Por diversas vezes o Sensei enfileirava adversários na minha frente e fazia com que eu lutasse com todos – um de cada vez – e se eu falhasse na última luta ele me repreendia: "de que adianta morrer na última luta? Poderia ter morrido logo na primeira! Teria, ao menos, economizado energia!"

Para atingir o sucesso na sua vida pessoal e profissional não basta fazer a mesma coisa que os demais. Você precisa se dedicar ao máximo, precisa se entregar de corpo, mente e espírito. Ninguém quer mais do mesmo; todo mundo quer o excepcional.

Esses e muitos outros ensinamentos me fizeram buscar o aprimoramento contínuo em todas as áreas da minha vida. Sempre digo que continuo lutando mesmo quando não estou vestindo o quimono. Luto diariamente para manter corpo, mente e espírito trabalhando em harmonia.

Em se tratando de qualidade de vida, nada é diferente. O treinamento físico, a alimentação saudável e o descanso reparador são a tríade que propiciam uma longevidade com muita vitalidade. Esse é o objetivo principal!

Abandonar maus hábitos é uma luta árdua; adquirir e manter hábitos saudáveis só é possível com muita disciplina. Ter autocontrole é fundamental para que possamos tomar decisões adequadas no quesito saúde. Não podemos negligenciar nenhum fator. Para termos sucesso nessa batalha, manter o equilíbrio é essencial.

24. A jornada saudável de uma grávida com trombofilia

Andresa Fogel

Resgatando algumas memórias, tive muita vontade de ser mãe logo após me formar na graduação, em 2002. Mas era preciso construir uma carreira e eu estava apenas começando. Assim como muitas mulheres da minha geração, estudei e trabalhei muito até tomar a decisão de ter filho. O mundo do trabalho está tão acelerado que ficamos imersos, tanto capturados quanto seduzidos por nossas profissões, especialmente quando se ama o que se faz – este sempre foi o meu caso.

Demorei dois anos para engravidar, e até isso acontecer iniciei uma exaustiva jornada de exames para investigar possíveis dificuldades. Exames de imagem para verificar a capacidade de ovulação, exames invasivos, exame com contraste... trata-se de uma investigação que envolve o casal – tudo parecia bem!

Na ocasião, eu era Oficial das Forças Armadas e, como tal, realizava inspeções de saúde regulares, além de manter uma prática diária de atividades físicas, com avaliações periódicas – aliás, foi nessa época que nasceu a minha paixão pela corrida. Eu mantinha uma jornada de vida saudável e não entendia a demora para engravidar.

Durante o feriado de carnaval de 2016, quando eu estava em Petrópolis na casa dos meus pais, a minha irmã caçula foi internada com trombose. Investigações posteriores identificaram que ela era portadora de uma condição que para nós era nova: trombofilia.

> *A trombofilia é conhecida por uma tendência chamada sangue grosso, caracterizada por eventos trombóticos venosos. Pode ser de origem hereditária, quando existe uma anormalidade que predispõe à oclusão vascular; ou adquirida que é decorrente de outra condição clínica, como imobilização, cirurgias, síndrome antifosfolípide, neoplasia, ou do uso de medicamentos. (ROCHA; CIRQUEIRA; CÂMARA, 2019, p. 399)*

A hematologista que passou a acompanhar o caso da minha irmã falou que a condição poderia ser hereditária e perguntou se alguma das suas irmãs enfrentava dificuldades para engravidar, pois a trombofilia poderia ser a causa.

> *Como o sangue fica mais espesso, pode haver entupimento tanto das veias da mãe como obstrução da circulação do sangue que vai para a placenta. Se metade das veias da placenta entopem, ela começa a se descolar antes da hora – esse é um dos principais riscos para a grávida com trombofilia. (SALEH, 2016)*

Fiquei impactada com a notícia. A família realizou uma série de exames de sangue e constatamos que, além da minha irmã caçula, eu e meu pai também tínhamos trombofilia, sendo uma condição que exige atenção e cuidados específicos (o meu pai morreu cerca de dois anos depois, numa cirurgia, em decorrência de complicações que possivelmente estavam relacionadas à trombofilia).

Na época, conheci várias pessoas com a mesma dificuldade para engravidar em decorrência de trombofilia. Esse contato foi fundamental para que eu me informasse melhor sobre especialistas e, sobretudo, acerca da experiência de ser uma grávida trombofílica.

As chances de se ter um filho quando se tem trombofilia aumentam se a grávida se compromete com uma jornada saudável de vida que envolve vários cuidados, dentre os quais medicações, exames constantes para monitoramento da coagulação do sangue, alimentação saudável e atividades físicas.

> *A trombofilia acomete cerca de 15% da população geral, sendo mais comum em gestantes. Se não for tratada, as chances dessa mulher ter um filho vivo pode reduzir para 10%, caso ela realize o tratamento a taxa sobe para 85% a 90%, sendo ela uma das principais causas de abortos espontâneos. (ROCHA; CIRQUEIRA; CÂMARA, 2019, p. 399)*

Para começar, é aconselhável que a gravidez seja identificada precocemente, devido ao risco de perder a gestação no início de um novo ciclo menstrual e simplesmente confundir um aborto espontâneo com menstruação. Para tanto, além do exame laboratorial, existem exames de farmácia que permitem identificar uma gestação com até 4 dias antes do início de nova menstruação. Caso o exame dê positivo, pode ser necessário iniciar imediatamente o uso de anticoagulantes e a aplicação de injeções de heparina na barriga. Nem todos os tipos de trombofilia requerem o uso de heparina, mas em casos como o meu foi fundamental para a continuidade da gestação.

Pouco tempo após ser diagnosticada com trombofilia e passar a tomar os cuidados necessários tanto para identificar de forma precoce a gestação quanto para a sua manutenção, tive a minha primeira gravidez confirmada. Apesar de todos os cuidados, apresentei um sangramento durante o segundo mês de gestação. Foram constatados um pequeno descolamento de placenta e a falta de batimentos cardíacos do coração do feto. Chorei tanto e tanto... sofri. Entreguei o meu pequenino filho a Deus e pedi que cuidasse dele por mim.

Naquele momento eu tinha duas opções de escolha: ou fazer a curetagem ou aguardar na tentativa de ter um aborto espontâneo. Caso eu optasse pela curetagem, de acordo com a Organização Mundial de Saúde, seria indicado aguardar um ano para a nova gravidez, a fim de que as paredes do útero fossem refeitas para receber um novo embrião. No caso de aborto espontâneo, esse tempo não seria necessário. Não me parecia fácil permanecer por vários dias naquela condição, prolongando ainda mais a minha dor. Além disso, seria tão somente uma tentativa e existia o risco de, ainda assim, ser obrigada a fazer a curetagem.

Eu decidi aguardar um aborto espontâneo, pois queria engravidar logo depois. Assim, continuei na minha jornada de médicos, pois era preciso monitorar a evolução do caso com vários exames de ultrassonografia. Enquanto aguardava na sala de espera, observava casais grávidos felizes por descobrirem o sexo do filho. Quanto a mim, a cada novo exame descobria que o descolamento da placenta não evoluía. Devido às altas dosagens de hormônios para auxiliar na manutenção da gravidez, o meu organismo entendia que eu ainda estava grávida.

Quando estava para completar um mês de espera, tive certeza de que apenas um milagre me preveniria da realização de um procedimento de raspagem do útero. Viajei para uma cidade onde existe um santuário e com muita fé pedi incessantemente duas graças a Deus: perder aquela gestação de forma espontânea e engravidar no primeiro ciclo. Naquele mesmo dia comecei a sangrar. Voltei de viagem sentindo contrações e tive um aborto espontâneo no dia seguinte. Engravidei no primeiro ciclo.

Retomei os cuidados para a manutenção da gravidez e para prevenção de trombos. Logo no início da gravidez, após a primeira ultrassonografia, foi constatado um descolamento de placenta – senti receio de perder o meu filho. Precisei ficar de repouso absoluto, deitada, até o final do primeiro trimestre gestacional – quando fui liberada inclusive para retomar as caminhadas.

Mantive uma verdadeira jornada de cuidados e hábitos saudáveis durante a gestação que, certamente, foram fundamentais para a manutenção da gravidez, reduzindo o risco de abortos, como também para a prevenção de trombos. Fiz uso das medicações indicadas e de meias de compressão que se tornaram praticamente inseparáveis das minhas pernas. Mantive alimentação orientada por nutricionista, escolhendo o consumo de alimentos não industrializados. Exceto pelos três primeiros meses de gravidez nos quais precisei repousar, eu me mantive uma grávida cheia de energia e muito ativa. Eu caminhava diariamente. Ao contrário do que ocorre com a maioria das mulheres grávidas, eu não sentia sono ao longo do dia. Eu ganhei apenas 8kg até o final da gravidez e não tive enjoos. Eu fui uma grávida absoluta e me tornei uma pessoa ainda mais realizada.

Alguns observadores acreditam que eu tive uma gravidez sofrida por causa dos cuidados com a trombofilia, em especial com as injeções de heparina. É certo que, conforme a barriga cresce e vai se tornando mais firme, as aplicações ficam mais doloridas. Porém, nada disso foi um sofrimento para mim. Manter uma rotina de cuidados e hábitos saudáveis, inclusive com a heparina, representava uma forma de ser capaz de levar a gestação até o final e ter o meu filho. Eu não me incomodava com os cuidados necessários, nem mesmo com as aplicações de heparina – eu estava grávida!!!

A minha trajetória de cuidados e hábitos saudáveis, sendo uma grávida trombofílica, certamente foi fator decisivo para que eu conseguisse manter a gravidez, ter um filho saudável e para que hoje tenha a oportunidade de vivenciar a maternidade, cuidando do Pedro, que está com 2 anos. A jornada saudável continua através de atividades físicas e de uma alimentação saudável, que busco manter também como valor para cuidar do meu filho.

Referências

CALU, Cosmo Lima et al. Trombofilia em gestantes: uma revisão de literatura. **Revista Interdisciplinar em Saúde**, Cajazeiras, vol. 5, n. 4, jul./set. 2018, p. 671-685. Disponível em: <http://interdisciplinaremsaude.com.br/Volume_20/Trabalho_04.pdf>. Acesso em: 06 mar. 2020.

ROCHA, Ângella Beatriz Pereira da Costa; CIRQUEIRA, Rosana Porto; CÂMARA, Abimael Martins. Trombofilia Gestacional: Revisão de Literatura. **Id on Line Rev. Mult. Psic.**, vol. 13, n. 43, 2019, p. 398-406. Disponível em: <https://idonline.emnuvens.com.br/id/article/viewFile/1543/2276>. Acesso em: 06 mar. 2020.

SALEH, Naíma. Trombofilia: conheça as causas e os riscos para as grávidas. **Revista Crescer**, 23 maio 2016. Disponível: em: <https://revistacrescer.globo.com/Gravidez/Saude/noticia/2016/05/trombofilia-conheca-causas-e-os-riscos-para-gravidas.html>. Acesso em: 06 mar. 2020.

25. Trocando a síndrome do pânico na cama pelo ânimo da maratona

Luís Fernando Masson

Não são 42.195 metros apenas, é muito mais do que isso.

O dia era 02 de novembro de 2008. Troco os canais da TV em um domingo à tarde e deparo com uma prova de corrida de rua com belas imagens de tomadas aéreas em um cenário que já vi muitas vezes em filmes e programas de TV, um cenário que sempre me fazia suspirar e quem sabe um dia poder visitar. Os atletas já no fim da prova margeavam o Central Park em Nova York e um brasileiro faltando um pouco mais de 1km para o fim assume a ponta em um final espetacular. Marílson Gomes dos Santos venceria pela segunda vez a tão cobiçada e mítica maratona de Nova York.

Foi nesse dia que fui apresentado pela primeira vez ao mundo da corrida de rua, mas até aí nem sabia que existia as *majors*: NY, Boston, Chicago, Berlim e Londres (Tóquio, a sexta *major*, seria incluída em 2013).

Nessa época eu não corria e nem conseguiria correr 1km, imagina os 42.195m de uma maratona, e isso realmente não fazia parte dos meus planos.

Os anos se passaram até que veio o avassalador 2011, um ano bem difícil na minha vida, mortes de familiares queridos e próximos, doenças de familiares e... uma síndrome do pânico adquirida.

Foram meses na cama, de licença no trabalho que mal havia iniciado e meses tentando superar essa síndrome. Como a síndrome do pânico está ligada intimamente a uma perda de controle da ansiedade, ela apresenta sintomas clássicos e a minha atacou principalmente meus ouvidos. Foi aí que conheci um anjo, meu otorrino Marcelo Vergueiro Loureiro.

Ele e meu pai foram as principais pessoas que me apoiaram nessa triste fase da minha vida. Depois de alguns meses, já um pouco melhor, em mais uma consulta, viro para ele e pergunto: "Dr. Marcelo, não gostaria mais de tomar os remédios, eu me sinto melhor".

Dr. Marcelo, me olhando de pé e com as mãos no queixo, me ouve atentamente e me explica o porquê de não parar os remédios naquele momento, mas com um sorriso emenda uma frase que mudaria minha vida para sempre: "podemos tentar acelerar o processo de recuperação. Por que você não faz um esporte?". Olho meio que surpreso para ele e o questiono.

— Faz muito tempo que não faço nenhum tipo de esporte, sou meio preguiçoso para isso... e se fizesse, qual seria o melhor?

Ele prontamente disparou a resposta: VAI CORRER!!!

Mal sabia eu a transformação que teria após sair da consulta, ainda bem relutante com a ideia de correr, mas focado em fazer tudo para me livrar da síndrome do pânico e dos remédios.

Nesse momento eu conhecia um único amigo que corria. Sempre o via passar pela rua perto de casa e pensava: mas que cara louco, faça chuva, faça sol, frio ou calor o cara está lá correndo.

Alguns dias se passaram depois da consulta e numa noite calço o tênis que tinha no momento e saio para o calçadão da praia no canal 4 em frente à Igreja do Embaré, em Santos. A ideia era correr até o aquário municipal e voltar, um percurso de aproximadamente três quilômetros e meio. Quanta audácia! Após 800m me vejo numa exaustão impressionante, mas com perseverança consigo chegar meio que correndo e meio que andando até o aquário, totalizando uns 1.800 metros. A volta, sem chances! Após longos minutos de recuperação faço o caminho inverso até em casa andando com um certo sentimento de frustração e ódio por sofrimento.

Mas o foco era minha total recuperação da síndrome do pânico e parar de tomar os remédios.

Os dias foram se passando e o sentimento de sofrimento foi dando lugar à satisfação, à alegria, e consequentemente construindo uma perseverança que jamais poderia imaginar.

O acompanhamento médico era feito em paralelo e o trajeto da igreja do Embaré até o aquário, ida e volta, já era feito com dificuldade, mas não mais intermitente.

As distâncias eram aumentadas e o foco era conseguir correr 10km em menos de 1 hora.

Semanas se passaram e finalmente consigo 10km em 59 minutos e alguns segundos! Foi uma alegria, uma vitória pessoal muito grande.

Já livre da doença e consequentemente dos remédios, de volta ao trabalho e já tendo minha vida normal, a corrida de rua já estava impregnada nos meus sentimentos e nos meus hábitos.

Como todo corredor amador, cometi alguns erros, pois era fácil calçar um tênis e simplesmente sair correndo. Algumas dores apareceram e incomodavam, mas nem se passava mais pela minha cabeça parar. Comecei a estudar mais o tema e em 2011 descobri que existiam tênis específicos para corrida, tênis para pisada neutra, supinada e pronada, zonas de frequência cardíaca e tantas outras coisas que deixavam a coisa um tanto quanto complexa. Eu só queria melhorar meu tempo nos 10km.

Tudo bem que se você tem o hábito de correr uma certa distância não muito grande em um ritmo confortável as variáveis diminuem, mas eu sempre tive o espírito competitivo dentro de mim, eu queria melhorar sempre, e queria correr mais longe.

Aí as coisas se complicaram.

Nessa altura eu já tinha feito uma São Silvestre, a tão tradicional corrida em São Paulo no último dia do ano de 15km com suas subidas desafiadoras. Era o mais longe que tinha chegado e já almejava uma meia maratona, já fazia 10km abaixo dos 50 minutos até com certa folga e mantinha meus treinos com nenhum método – era simplesmente sair de casa e correr uma distância predeterminada o mais rápido que poderia. Por um algum tempo o corpo aceitou e consegui fazer a meia maratona de São Paulo.

Foi aí que o organismo cobrou o preço. Em 2014 comecei a sentir um certo desânimo e perda de rendimento, não conseguia baixar meus tempos em prova e os dias estavam sofridos.

Foi no dia 30 de abril de 2014 em um treino na praia que minha vida de atleta amador quase acabou – aliás, a minha vida. Após um treino, senti uma fisgada na área da bexiga e muito desconforto – foi o tempo de chegar em casa e urinar sangue. Era de noite e decidi junto com meu pai esperar subir a serra e ir para São Paulo pela manhã fazer uma consulta com um urologista. Naquela altura, eu já estava inchado e não urinava mais, alguns coágulos de sangue se formaram e obstruíram meus ureteres, causando um colapso no organismo. No dia primeiro de maio eu estaria em uma UTI respirando por aparelhos na cidade de São Paulo lutando pela minha sobrevivência.

Foi uma semana de UTI mais outra semana internado no quarto, três paradas cardíacas, uma quase perda dos rins, uma pneumonia e um duplo J implantado em cada ureter para fazer os rins funcionarem novamente. A causa?

Rabdomiólise, uma síndrome de destruição do músculo esquelético com vazamento do conteúdo muscular que é frequentemente acompanhada por mioglobinúria. Se for suficientemente grave, pode ocorrer insuficiência renal aguda com transtornos metabólicos potencialmente letais.

Não vou entrar em detalhes, mas foi *overtraining*, mais uma palavra nova ao qual fui apresentado da pior forma possível.

O organismo não estava mais dando conta do desgaste que eu o submetia e quase entrou em colapso.

Quanta ironia. Comecei a correr para curar uma síndrome e ganhei outra que quase me matou de forma fulminante.

Foram longos meses de recuperação, e só voltei a correr no fim daquele ano de forma bem leve.

Mas como a corrida já era parte da minha vida, desistir nunca passou pela minha cabeça. A imagem da TV de 2008 estava mais forte do que nunca dentro de mim. Eu vou voltar, e vou voltar melhor e vou fazer uma maratona.

Dessa vez, no fim daquele ano procurei meu amigo, aquele que via sempre correndo perto de casa, e este me indicou uma assessoria esportiva. Aquilo mudou totalmente minha forma de enxergar o esporte e respeitar meus limites.

Sim, superar os limites é muito legal, porém de forma controlada ou consciente. Passei a estudar mais sobre a corrida, a biodinâmica do movimento, a alimentação, dentre tantas outras variáveis.

A assessoria me ajudou muito nisso. Ter um acompanhamento é fundamental. De quebra, ganhei uma das coisas mais importantes no esporte, as novas amizades. Senti nesse momento que estava incluído no meio da corrida de forma definitiva.

Correr as maratonas *majors* era meu objetivo, e meu treinador me preparou por longos meses para correr de forma satisfatória essa distância.

Minha primeira maratona enfim aconteceu no dia 15 de novembro de 2015 na cidade de Curitiba. Posso garantir que foi uma das maiores alegrias da minha vida.

Passei por tantas coisas para conseguir completar esses 42.195 metros... e curti essa vitória a cada metro.

Passei a me inscrever para os sorteios da *World Marathons Majors* todos os anos, 2016, 2017 e nada de ser sorteado, já estava bem frustrado.

Como trabalho com vendas técnicas na área de engenharia, sempre viajava muito a trabalho e não tinha muita vontade de viajar nas minhas folgas. A corrida e a maratona mais uma vez mudaram isso, queria conhecer o mundo de uma forma diferente, correndo.

Nesse meio tempo já tinha concluído outras maratonas pelo Brasil e América do Sul, Argentina, Chile, Uruguai, entre outras, mas as *majors* não saíam do meu pensamento.

Pagar para ir com uma empresa credenciada ficava muito caro; a solução seria mesmo tentar a sorte no difícil sorteio das seis provas. São mais de 300 mil inscritos para umas 15 mil vagas para estrangeiros, segundo sites especializados.

Foi numa noite do dia 28 de fevereiro de 2018, faltando poucos minutos para o fim da loteria, que recebi uma mensagem no celular: EU ESTAVA DENTRO. Dez anos depois de ver Marílson ganhar Nova York eu iria correr a maratona da *Big Apple*.

26. Parte final desta jornada

Marina Miranda Azarite
Mônica Cachoni
Joana Carrasco

Estudos epidemiológicos vêm mostrando que o Brasil, assim como outros países em desenvolvimento, está em uma fase de transição nutricional, ou seja, ao mesmo tempo em que ainda há desnutrição, também há aumento de peso devido à má alimentação, o que leva ao aumento das doenças crônicas, como obesidade, hipertensão, diabetes, e que, segundo a OMS, são a maior causa de morte no Brasil.

Entendemos que vivemos a maior parte do tempo no trabalho, pelo menos oito horas, e ainda temos que dar conta de casa, família, estudos, porém esquecemos de nós mesmos. Ter um tempo diário para cuidar da sua saúde mental e biológica é crucial para dar conta dessa rotina sem sofrer algum dano.

Encontramos desculpas de todas as "categorias", algumas plausíveis, outras nem tanto. Cabe-nos avaliar o que realmente faz sentido e acima de tudo o que nos faz bem, nos colocando como principais atores na história de nossa vida viagem pela vida.

Apresentamos ferramentas necessárias para entender como o início é desafiador, palavras de especialistas para nos dar o embasamento teórico e vários *cases* de profissionais que mudaram de estilo de vida e enfrentaram desafios que nunca pensaram que fossem capazes de enfrentar.

Esperamos que tenha aproveitado este material para reflexão e que esteja preparado para um novo comportamento. Temos aqui casos de ultramaratonistas que, para chegar até esse ponto, precisaram iniciar sua jornada com pequenas caminhadas, afinal toda maratona começa no primeiro passo.

Percebemos ao longo dessa leitura que um estilo de vida mais saudável reduz possibilidades de doenças crônicas, como: ansiedade, depressão, obesidade, vasculares. E por isso entendemos a importância deste livro, pois cada escritor vivenciou na pele como o esporte mudou a sua vida.

Agora é a sua vez!

Tenha uma excelente *Jornada Saudável!*

Sobre os coautores

Antonio Muniz

Recém apaixonado por atividade física, *Head* de Agilidade e *DevOps* na SulAmérica, Professor do Ibmec, PUC Minas e AdaptNow. Vivência como facilitador de *workshops* corporativos e palestras em comunidades, congressos, *meetups* e empresas. Possui formação em tecnologia da informação com mestrado em administração e certificações DevOps Profissional, DevOps Master, Lean IT, Scrum Master, SAFe Agilist, PMP, ITIL, Cobit. É fundador da *startup* Jornadas.io e da comunidade Jornada Colaborativa, que escreve livros e organiza *summits* beneficentes (Jornada Saudável, Jornada DevOps, Jornada Ágil e Digital, Jornada Ágil de Qualidade, Jornada de Produto, Business Agility, Jornada Java, Python, Arquitetura, Liderança, Inovação, etc.). Curte gravar videoaulas e trocar experiências sobre agilidade, *DevOps*, *Lean*, inovação, tecnologia, mentoria de carreira, OKR e transformação digital.

Mônica Cachoni

Maratonista, em janeiro de 2020 completou 20 anos balanceando vida pessoal, trabalho e rotina de exercícios físicos. É mãe, dona de casa, esposa, estudante de mestrado em Ciência da Computação pela Unicamp e *Head* de Qualidade na AP interactive, entusiasta da cultura *DevOps*, palestrante e nas horas vagas escritora ;).

Décio Ribeiro Santos Junior

Professor de Educação Física formado pela PUC Campinas em 1994, *personal trainer* e ultramaratonista de corridas de asfalto e montanha. Trabalha na área há mais de 20 anos como *personal trainer* de corrida e tem a assessoria esportiva D-run Corrida e Aventura desde 2006, participando de desafios pelo Brasil e pelo mundo.

Luiz Mandarino

Nas horas vagas faz triatlo, completando em 2017 seu primeiro Ironman. Engenheiro Químico pela UFRJ, com MBA em Marketing e Mestrado em Administração pelo IBMEC/RJ, atua há 25 anos na área B2B. Liderou na BR Distribuidora as áreas de

Produtos Químicos, Lubrificantes, Combustíveis e Energia, nas atividades de inovação, marketing, desenvolvimento de produtos, parcerias e novos negócios. Conduziu as iniciativas estratégicas e a construção dos programas de Intraempreendedorismo (Inova BR) e *Open Innovation* (Desafio *Startups*) da BR. Atualmente é Consultor de Inovação e Marketing, Palestrante e *Head* de parcerias do Energy Hub SDP, iniciativa de estruturação de um *hub* de energia para alavancar a jornada de inovação aberta, transformação digital e *mindset* empreendedor das empresas do setor de óleo e gás, energia elétrica e renováveis, em parceria com a WeWork e a Sai do Papel. É Mentor de Negócios pela ABMEN e investidor anjo (ainda querubim).

Joana Carrasco
Professora de Educação Física formada pela UFRRJ, Shiatsuterapeuta, amante da medicina chinesa e das terapias holísticas. Atualmente é engenheira da computação formada pela UVA, apaixonada por infraestrutura e entusiasta *DevOps*. Encantada com o relacionamento interpessoal e eterna adoradora das inovações tecnológicas. As metodologias ágeis a intrigam a cada dia. É uma eterna aprendiz com sorriso no rosto.

Marina Miranda Azarite
Psicóloga comportamental formada em psicologia pela PUC Campinas e especialista em análise do comportamento pela USP. Apaixonada por saúde mental, pode ser a prova viva da teoria de que o esporte pode auxiliar na melhoria na qualidade de vida.

José Eduardo Azarite
Além de "runner" meio maratonista, é entusiasta do empreendedorismo de alto impacto tecnológico e de como os ecossistemas da economia criativa alinham seus atores para promover o desenvolvimento sustentável baseado no conhecimento. Também é Bacharel em Química, com pós-graduação pela Unicamp, MBA em Marketing pela ESPM e Extensão em Gestão Estratégica para Lideranças Empresariais no Insead – Fontainbleau, com sólida carreira executiva e cinco anos de experiência em *C-Level*, com foco em marketing, vendas e desenvolvimento de negócios pautados por inovação em tecnologia da informação e comunicação, tendo sido VP Comercial e de Desenvolvimento de Negócios do CPqD (até janeiro de 2018), Presidente da Fundação Fórum Campinas Inovadora (até junho de 2018). Atualmente é sócio-diretor e VP de Inovação Corporativa da Venture Hub e VP de Marketing da Fundação Fórum Campinas Inovadora, além de Coordenador do MBA "Startups e Projetos Inovadores" da Inova Business School e membro do Conselho de Startups do Select Portfólio da Venture Hub.

Marcos Rodrigo Siqueira

É apenas um entusiasta dos esportes, profissional dedicado com mais de 30 anos de experiência em indústrias eletrônicas de hardware em informática (HP, Lenovo e Dell), casado há 26 anos, duas filhas e maior administrador do tempo para reconciliações entre social-profissional-esportivo. Função: "Worklife Balance Manager". É formado em Administração de Empresas pela PUC Campinas e Engenharia Elétrica pela Unicamp. Mestrado em Logística Internacional pela Università de Bocconi – Milão, Itália, e MBA na UC Davis Califórnia e Fundação Getúlio Vargas – SP. É Gerente de Projetos na área de cadeia de suprimentos e voluntário na AACD, Lar dos Velhinhos de Campinas e Pernas de Aluguel de Hortolândia. Correu 20 maratonas oficiais (incluindo Boston, Nova York, Chicago, San Diego, Los Angeles e Roma), 5 ultramaratonas (com a maior distância de 100 milhas da Western States – 160km), 6 Meio Ironman triatlos e 2 Ironmans (Catalina Island e Kona, Havaí). É deficiente físico (nasceu sem a mão esquerda e com má formação do antebraço esquerdo) mas nunca usou próteses ou adaptações para compensar essa ausência. Sempre se adaptou, lutou e conseguiu o que queria: ser tratado igual aos outros!

Lucas Cavalcante

Bacharel em Psicologia pela Universidade Paulista (2011) e em Teologia pela UMESP. Pós-graduando em Psicologia Hospitalar e da Saúde pelo CEPPS e pós-graduado em Psicanálise e Leitura Lacaniana pela FAJ. Psicólogo e psicanalista na clínica de adolescentes, jovens, adultos e idosos. Oficial do Exército, atuando como psicólogo do CPOR/SP (Centro de Preparação de Oficiais da Reserva) e CMSP (Colégio Militar de São Paulo). Professor de psicologia, filosofia e sociologia e palestrante nas áreas de Psicologia, Educação e Filosofia em empresas e instituições acadêmicas e religiosas.

Alessandra Martins

Nutricionista graduada pelo Centro Universitário São Camilo. Desde 2003 ajuda pessoas a melhorar sua relação com a comida descomplicando a nutrição. Além de nutricionista, é cachorreira assumida, ama cozinhar, assiste Grey's Anatomy como se assistisse a um filme sobre sua família, escuta vinil da Edith Piaf quase todos os dias e tem a atividade física diária como a maior fonte de energia e ânimo para continuar. Sempre em frente.

Andresa Fogel

Psicóloga, Agilista, Mestre em Sociedade e Cultura no Amazonas, Especialista em Psicologia Clínica e em Psicologia Jurídica, MBA em Gestão de Projetos, VP de Eventos do PMI-Rio, *Champs Disciplined Agile* – PMI, organizadora e coautora de livros, *Community Manager* (Região Serrana – RJ) dos eventos *Summit* da Jornada Colaborativa, palestrante (agilidade emocional, *mindset*, construção de times colaborativos e outros).

José Guilherme Grigolli Martins
Apaixonado por corrida há mais de 10 anos, com incontáveis provas de 5km e 10km, mais de 30 meias maratonas e 7 maratonas, sendo 5 internacionais e duas *majors* (estreia 2014: Nova York e recorde pessoal 2019: Chicago). É graduado em Ciências Contábeis pela Fundação Escola Comércio Álvares Penteado-FECAP, com MBA em contabilidade, controladoria e auditoria pela FGV Campinas/SP, trabalhou por 13 anos em auditoria contábil na Deloitte Touche Tohmatsu e atualmente trabalha como especialista técnico de normas contábeis internacionais no Grupo CPFL Energia.

Talita Martins Moreira
Analista de Sistemas formada pela UVA, busca trilhar seu caminho de autoconhecimento através da prática de terapias holísticas. Acupunturista, Shiatsuterapeuta, formada em Reiki nível II, *Magnified Healing*, Cristaloterapia e Cromoterapia. Iniciada em Kryia Yoga e apaixonada pela sabedoria oriental chinesa e ayurveda, acredita que energia é tudo o que existe.

Maria Carolina Zerbini
Uma pessoa muito sortuda, feliz e grata. Trabalha com um monte de gente competente e tem poucos amigos, porém verdadeiros. Apaixonada por tecnologia, *games* e pessoas, acredita que podemos construir um mundo melhor juntos, ajudando uns aos outros. Formada em Educação Física, trabalha na mesma empresa há 16 anos. Iniciou como estagiária e na sua jornada passou por vários setores, como instrutora de aulas coletivas, coordenadora, gerente regional e atualmente como gerente de comunicação interna em uma grande rede de academias.

Carla Regina Ezaki
Meio maratonista, esposa de triatleta e treinador, com fibromialgia. Profissionalmente atua como *product owner* na empresa Totvs com experiência em desenvolvimento de software e suporte técnico por mais de 10 anos. Apaixonada por nutrição, esportes e tecnologia, atualmente vem aprendendo a nadar, pedalar, correr e ser feliz, pois a limitação existe apenas na mente.

Carolina da Rocha Campos Franco
Corredora amadora desde 1996. Quarta colocada, na categoria, na nona meia maratona de Campinas, SP. Participante de inúmeras provas de aventura, inúmeras meias maratonas e quatro maratonas. Casada com um corredor, também apaixonado por corrida. Oficial de Registro Civil das Pessoas Naturais e Tabeliã de Notas do Município de Morungaba, Comarca de Itatiba, região metropolitana de Campinas, São Paulo. Formada em Direito na PUC Campinas em 2000. Especialista em direito civil pela UniSul.

João Seraphim

Amante do esporte, em especial as duas rodas, seja no *mountain bike* ou na motovelocidade e, claro, sempre ao som de um bom *rock and roll*. Formado em Fisioterapia (2011) e Osteopatia, trabalha na Clínica de Saúde Específica Mahalo. Apaixonado pela arte de cuidar das pessoas, sendo um instrumento da Osteopatia.

Rafaela Bernardo Alaite

Estudante de Medicina do quarto ano e amante de esportes *outdoor*, já fez corridas de aventura e importantes *trekkings*, como o do monte Roraima, travessia Petrópolis-Teresópolis e "todos os complexos" da Chapada dos Veadeiros. É também amante dos animais e adora fazer suas viagens acompanhada de um companheiro de quatro patas. Hoje busca levar a saúde de maneira efetiva e holística. Sofreu na infância com o sobrepeso e hoje tem como lema ser feliz levando a vida de maneira leve, equilibrada e sem culpa.

Guilherme Vilas Bôas

Amante da vida e do esporte, principalmente quando este está ligado à natureza e adrenalina. Hoje praticante de *Triathlon Off Road*, 2016 e 2017, Mundial em Maui Havai, e atualmente retomando os treinos após um acidente em 2019. Técnico em Bioquímica, Fisioterapeuta especialista em Quiropraxia, Osteopatia, Ortopedia e Traumatologia Desportiva, Medicina Chinesa, Kinesiologia e cursando Medicina Ortomolecular, gira o mundo a estudar as ciências naturais e as medicinas holísticas para oferecer aos pacientes um melhor tratamento e prevenção, de maneira rápida, efetiva e natural. Cofundador da clínica Mahalo Saúde e Treinamento.

Guilherme Colombo Bonaroti

Executivo de TI com formação em Sistemas de Informação pela Unesp de Bauru. Conheceu a corrida há 5 anos e descobriu nela sua melhor aliada para manter sua saúde física, mental e emocional.

José Marco Nogueira Lima

Médico, 35 anos de formado, cardiologista com especialização nas áreas de arritmia, estimulação cardíaca artificial (marcapasso; ressincronizador e cardioversor desfibrilador) e eletrofisiologia invasiva, doutor em Fisiopatologia Médica pela Unicamp em 2006. Ex-docente da faculdade de medicina da PUC de Campinas. Mora há 20 anos em Campinas. Praticante de *trekking* de alta montanha há cerca de 7 anos. Praticante de corrida de rua, completou 4 maratonas de SP. Treinou Aikidô, foi até faixa roxa. Sempre esteve associado à filosofia oriental. Foi casado por 23 anos com uma médica filha de japoneses, com quem teve um filho espetacular (25 anos, sexto ano de medicina). Divorciou-se há cerca de 10 anos. Namorou 7 anos e está em união estável com uma mulher maravilhosa há 1 ano (ela não me estrangulou na Serra Fina!!!). Tem como irmão seu melhor e maior amigo, líder, orientador e sócio de sonhos de viagens. Agradece a oportunidade de conviver com pessoas muito excepcionais e especiais. Pretende em julho tentar o cume do Sajama na Bolívia.

Victor Abdallah Neto
Bacharel em Esporte pela USP com especialização em Marketing na ESPM. Graduado faixa preta de karatê-do Shotokan desde 1992. Aficionado por todos os esportes de combate e a filosofia do Bushido.

Luís Fernando Masson
Formado em Engenharia Eletrônica, Diretor Comercial da FNK Engenharia e Montagens Industriais. Corredor há 9 anos, concluiu mais de 30 meias maratonas, 15 maratonas, entre elas duas *majors* (Nova York 2018 e Berlim 2019), e uma ultramaratona de 57km. Tem como objetivo concluir todas as 6 *majors*.

Junia Stecca
Terapeuta Nutricional formada em Psicologia do Esporte e *Coaching* Nutricional na Irlanda. Tem como missão auxiliar mais pessoas a emagrecer com o poder da mente.

Eduardo Julio Magdaleno
Professor de educação física formado pela Universidade Castelo Branco-RJ, amante de esportes em geral. Atualmente segue proporcionando qualidade de vida às pessoas que se aproximam através do movimento corporal. Já concluiu provas duras como maratonas e Ironman. Tornar a atividade física divertida é o seu propósito de vida!

Victor Gonçalves
Head de Transformação Digital da Verity, CEO da Mind Blowing, membro da World Futures Studies Federation (Unesco Partner) e da Neuromarketing Science & Business Association (NMSBA), especialista em *Design Thinking* pelo MIT, Gestão Estratégica pela Copenhagen Business SchoolMaster, em Neurociência pela UFF e Antropologia pela ESPM-RJ. Autor, palestrante e *trainer*, professor da FGV RJ e da Belas Artes em SP, *podcaster* no Inovação Sem Romance, apresentador do Serviços pelo Mundo e criador do *Fail Nights*. Descobriu através do estilo de vida saudável a oportunidade de potencializar o cumprimento de sua missão profissional: gerar consciência exponencial no século do caos, da complexidade e do mundo digital.

Acompanhe a BRASPORT nas redes sociais e receba regularmente informações sobre atualizações, promoções e lançamentos.

@Brasport

/brasporteditora

/editorabrasport

/editoraBrasport

Sua sugestão será bem-vinda!

Envie uma mensagem para **marketing@brasport.com.br** informando se deseja receber nossas newsletters através do seu e-mail.

BRASPORT